W0064623

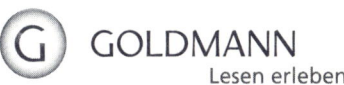

GOLDMANN
Lesen erleben

Buch

Ein kühles Blondes zur Erfrischung, ein Glas Rotwein zur Entspannung – das ist für viele Menschen ganz normal. Alkoholkonsum ist ein fester Bestandteil unserer Kultur. Wir trinken, weil es schmeckt und weil es (fast) alle tun. Dabei vergessen wir allzu leicht, dass bereits 0,3 Promille einen Alkoholrausch bewirken und Auswirkungen auf die Gesundheit haben. Wie leicht ein bewusstes Nein zu Alkohol fallen kann, zeigt Regina Tödter mit *Die 50 besten Alkohol-Killer*. Sie hilft dabei, das eigene Trinkverhalten zu hinterfragen, und liefert einen Selbsttest für den individuellen Status quo. Denn »alkoholfrei« zu sein bedeutet sich besser und fitter zu fühlen, frischer und gesünder auszusehen, flexibler und achtsamer zu sein.

Autorin

Nach Abschluss eines geisteswissenschaftlichen Studiums sowie einer Ausbildung zum Laufcoach ist **Regina Tödter** mittlerweile als Autorin für Gesundheitsthemen tätig. Auf der Suche nach Schreib-Inspiration griff sie früher selbst gelegentlich zu einem Glas Wein. Vor einigen Jahren entschied sie sich bewusst für eine alkoholfreie Woche – und kommt seitdem alkoholfrei durch den Alltag.

Außerdem im Programm

Die 50 besten Blähbauch-Killer
Die 50 besten Erkältungskiller
Die 50 besten Kilo-Killer
Die 50 besten Stress-Killer

Regina Tödter

DIE 50 BESTEN ALKOHOL-KILLER

GOLDMANN

Alle Ratschläge in diesem Buch wurden von der Autorin und vom Verlag sorgfältig erwogen und geprüft. Eine Garantie kann dennoch nicht übernommen werden. Eine Haftung der Autorin beziehungsweise des Verlags und seiner Beauftragten für Personen-, Sach- und Vermögensschäden ist daher ausgeschlossen.

Sollte diese Publikation Links auf Webseiten Dritter enthalten, so übernehmen wir für deren Inhalte keine Haftung, da wir uns diese nicht zu eigen machen, sondern lediglich auf deren Stand zum Zeitpunkt der Erstveröffentlichung verweisen.

 Dieses Buch ist auch als E-Book erhältlich.

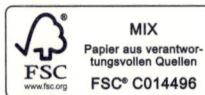

Verlagsgruppe Random House FSC® N001967

1. Auflage
Vollständige Taschenbuchausgabe Mai 2019
Wilhelm Goldmann Verlag, München,
in der Verlagsgruppe Random House GmbH,
Neumarkter Str. 28, 81673 München
Copyright © 2012 der Originalausgabe: Trias Verlag
in der MVS Medizinverlage Stuttgart GmbH & Co. KG,
Oswald-Hesse-Straße 50, 70469 Stuttgart
Umschlag: Uno Werbeagentur, München
Umschlagmotiv: FinePic®, München
Satz: Buch-Werkstatt GmbH, Bad Aibling
Druck und Bindung: GGP Media GmbH, Pößneck
Printed in Germany
ISBN 978-3-442-17803-2
www.goldmann-verlag.de

Besuchen Sie den Goldmann Verlag im Netz

Inhalt

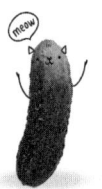

Wie ist das Buch zusammengemixt?

Die 50 besten Alkohol-Killer

Ernüchternde Situationen 41

Salute! Auf Ihre Gesundheit 65

Keine Macht der Gewohnheit 83

Alkoholfreie Drinks   107

Die besten Kater-Killer   133

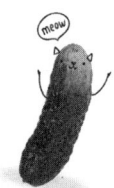

Alkoholtest   141

Vorwort statt Vorglühen

Lieber Leser, mal ehrlich ...

wenn wir uns das genauer überlegen, müssten wir doch skeptisch werden: Wir trinken seit Jahren etwas, das wir weder körperlich noch mental brauchen. Im Gegenteil. Es macht uns müde, manchmal duselig und benebelt unseren Verstand. Die Rede ist von Alkohol (oder Ethanol, so die korrekte chemische Bezeichnung). Alkohol raubt uns die Kräfte für den nächsten Tag und überhaupt fühlen wir uns am nächsten Morgen einfach nur matt und ausgelaugt. Im schlimmsten Fall können wir uns gar nicht so recht an den Abend zuvor erinnern. Aber der Tratsch im Büro hat schon seine Runde gemacht. Oje, dabei sollte es doch nur bei einem Glas bleiben. Jetzt haben wir einen blöden Flirt an der Backe, unsere tolle Strickjacke verlegt und der Aufgabenberg ist immer noch da und muss mit Kopfschmerzen bewältigt werden.

Wieso trinken wir überhaupt Alkohol, wenn wir doch wissen, dass wir es am nächsten Morgen öfters mal bereuen? Warum fällt Verzichten so schwer und wie kann man den eigenen Konsum etwas runterschrauben? Das sind drei grundlegende Fragen – und diese sind schon mal falsch gestellt.

Das Wieso müssen wir eigentlich nicht beantworten. Das ist vielmehr eine Aufgabe für Mediziner und Psychologen. Wir wissen nur, wir trinken ihn, weil es irgendwie alle tun, es manchmal nach besonders schlimmen Tagen einfach guttut und so manche Stimmung auflockert. Alkohol ist ein fester Bestandteil unserer Kultur, er hat eine lange Tradition und außerdem begleitet er uns auf Schritt und Tritt. Kaum einer kann sich vorstellen, auf der nächsten Hochzeit »nüchtern« zu tanzen, oder?

Die zweite Frage entpuppt sich als kultureller Denkfehler, denn verzichten müssen wir im Grunde gar nicht. Alkohol ist nicht lebensnotwendig – er ist ein Zusatz, ein Aufputschmittel, ein Emotionsverstärker und Gefühlshemmer, den wir schlecht unter Kontrolle haben, wenn bereits das erste Glas heruntergespült ist. Alkohol dient für viele nicht selten auch als Ersatz für eine womöglich unbefriedigende Situation oder einen unerfüllten Wunsch, oder nicht? Wir müssen also umdenken: Wenn wir künftig das Alkoholtrinken sein lassen, dann doch bitte bewusst, freiwillig und gewollt. Man kann zu vielen liquiden

Alternativen greifen, die, im Gegensatz zum Alkohol, sogar gesundheitsfördernd und alltagsbereichernd sind. Dazu zählen natürlich Wasser, Tee, Säfte und Schorlen. Aber es geht über den Drink hinaus: Wir brauchen neue Rituale, Handlungsoptionen und kreative Ideen, natürlich alkoholfreie.

Und die Frage nach der Reduktion schließt die Frage nach dem richtigen Maß mit ein. Doch wer legt die Werteskala fest? Ist das nicht eine sehr individuelle Frage? Und reduzieren die meisten nicht erst, wenn sie gesundheitlich etwas merken? Aber wenn die Gesundheit anfängt zu streiken, ist das nicht schon fast zu spät?

Stellen wir uns also lieber die Frage, wie und mit welchen Tricks wir dem Alkohol ein Schnippchen schlagen und welche Vorteile im Alkoholverzicht liegen. Denn begegnen tun wir Alkoholischem ja sowieso täglich. Beinahe auf jedem Fest, an Wochenenden und sogar im Alltagsgeschehen wird uns ein Glas unter die Nase gehalten.

Aber wir brauchen den Alkohol gar nicht ständig! Überlegen Sie doch mal: Alkoholfrei heißt, sich besser und fitter zu fühlen. Man sieht zudem frischer, jünger und gesünder aus. Die alkoholfreien Tage (und Abende) können Sie ohne Alkohol länger, tiefsinniger und intensiver nutzen. Klar, denn Sie sind zu 100% dabei! Tiefgänge – die ganz normal zum Leben gehören –, aber auch kreative Löcher, unangenehme Momente, langweilige Abende, Frust und krisenhafte Situationen, lassen sich auch nüchtern erfolgreich bewältigen. Das Leben hält viele kleine Glücksmomente bereit, auf diese muss man aber aufmerksam sein. Im beschwipsten Zustand werden Sie höchstens über solche Chancen stolpern, aber sie nicht weiter wahrnehmen. Alkohol hat im Grunde nur einen Sinn: Er sorgt für ein kurzes kleines Feuerwerk im Kopf, benebelt aber anschließend und langfristig die Sicht. Zudem fühlen wir uns schon nach kurzer Zeit oftmals müde, angeschlagen und desolat. Dauerhaft kann uns der regelmäßige Alkoholkonsum auch noch ernsthaft krank machen. Na toll! Also nichts wie weg damit! Alkohol hält nicht, was er verspricht. Wie sollte er auch? Hinter seinem perfekten Image steckt eine milliardenschwere Industrie, die genau weiß, was sie tut. Den ein oder anderen macht Alkohol ganz schön schnell abhängig (denn wir lieben diesen kurzen Kick, er ist leicht verfügbar, günstig und sofort wirksam).

Aber wir haben die freie Wahl. Ein Nein zum Alkohol macht uns unabhängig, flexibler, achtsamer und frei. Das heißt aber nicht automatisch, dass wir auf künftige Feiern und Feste verzichten müssen, ebenso wenig auf Genuss oder Spaß. Im Gegenteil! Glück, Fröhlichkeit und Freude beginnt im Köpfchen (und nicht im Tröpfchen)! Legen Sie den Schalter dafür um – und lassen Sie sich von den 50 besten Alkohol-Killern inspirieren und überraschen.

Ihre Regina Tödter

Wie ist das Buch zusammengemixt?

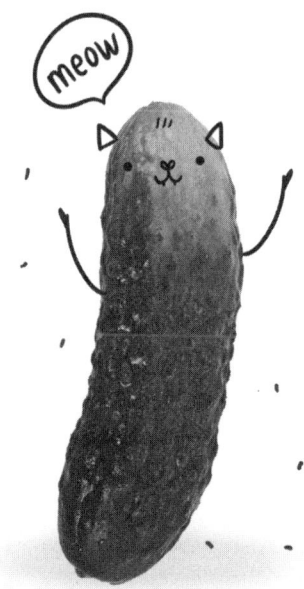

Kleine Helfer

Jetzt geht es vor allem um die Frage, wie man tatsächlich den Alkohol im Alltag killt. Ist das überhaupt möglich – wie sieht es in der Praxis aus?

Alkohol begegnet uns jeden Tag. Das ist schon mal die erste Herausforderung an uns. Erfahren Sie im ersten Buchteil Grundlegendes zum All(k)tag (Seite 23). Machen Sie den Schnelltest und legen Sie mal ganz spontan eine Alkoholpause ein. Überdenken Sie ihre bisherigen (Trink-)Orte und Freunde. Vielleicht mischen Sie hier die Karten neu und wagen neue Begegnungen.

Ernüchternde Situationen (Seite 41): Die zweite Herausforderung – die sich uns jeden Tag stellt – sind diese typischen Gelegenheiten, die zum Trinken verleiten: das nette Grillfest im Sommer, die nächste bunte Geburtstagsparty, das jährliche Weihnachtsfest, Neujahr, runde Jubiläen, der langersehnte Urlaub, die gelegentliche Partynacht oder der übliche Besuch im Lieblingsrestaurant. Wie meistert man so was, wenn man bemüht ist, nichts zu trinken? Haben Sie schon mal versucht, nüchtern zu flirten? Stellen Sie sich vor, das geht auch, und vielleicht klappt's dann auch endlich mit der Liebe?! So ersparen Sie sich vielleicht die böse Überraschung am nächsten Tag, wenn Sie sich an keinen Namen mehr erinnern können oder nicht genau wissen, was Sie beim ersten Date so alles aus dem Nähkästchen geplaudert haben. Lernen Sie in diesem Kapitel die besten Tricks, um in gesellschaftlichen Runden glücklich und trocken zu bleiben.

Einfach öfter mal »Nein« sagen zu Alkohol hat viele positive Auswirkungen. Eine davon ist natürlich Ihre Gesundheit. Erfahren Sie im Salute-Kapitel (Seite 65), welche tollen Vorteile der Verzicht auf Alkohol hat. Sie schlafen nicht nur besser, sondern ersparen sich das Gruselbild am nächsten Morgen vor dem Spiegel. Was Sie sich sonst noch alles sparen können, finden Sie ebenfalls in diesem Kapitel heraus.

Ändern Sie Ihre schlechten Gewohnheiten (wie der häufige Griff zu Alkoholischem) und setzen Sie Ihre guten Vorsätze um. Inspiration gibt's im anschließenden Kapitel über Gewohnheiten (Seite 83) – und zur Not fragen Sie die dort genannten Experten. Wussten Sie, dass Sie mit Ihrem Alkoholreduktionsplan bereits ein Trendsetter sind? Ohne Alkohol können Sie sich endlich über lange

Wochenenden freuen, wie das? Erfahren Sie es in diesem Kapitel!

Wenn dann die nächste Party ansteht, haben Sie viele fruchtig-frische Freunde am Start, die Sie bis zum Abwinken schlürfen können. Die Rezepte finden Sie im Kapitel »Alkoholfreie Drinks« (Seite 107). Ihre Gäste werden Augen machen. Oder wissen Sie, was das grüne Zeug in Ihrem Glas da ist?

Sind Sie dann doch wieder in die Alkoholfalle getappt und haben ein bisschen über den Durst getrunken, ist das kein Grund zur Sorge. Jetzt brauchen Sie erst einmal ein paar griffige Katerkiller (Seite 133). Decken Sie irreführende Mythen auf, machen Sie eine Kneipp-Tour und schlüpfen Sie anschließend in Ihre Stiefel. Warum, zeige ich Ihnen im letzten Kapitel! Wenn Sie jetzt noch immer hin und her schwanken, machen Sie gleich den Alkoholtest (Seite 141).

Ich wünsche Ihnen genauso viel Spaß beim Lesen wie bei der praktischen Umsetzung der 50 besten Alkohol-Killer – denn, so werden Sie feststellen: Kein Alkohol ist auch eine Lösung, und in diesem Sinne: »Prosit« (lateinisch für »es möge nützen«)!

Die 50 besten Alkohol-Killer

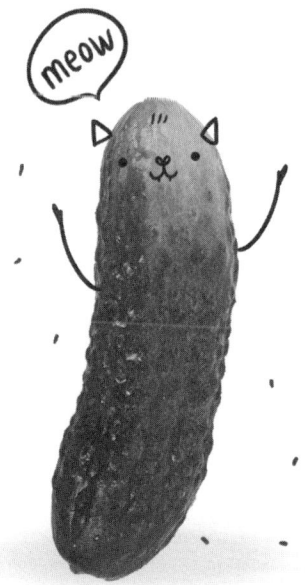

All(k)tag

In welchen Situationen greifen Sie zu
Alkoholischem? Noch nie ernsthaft darüber
nachgedacht? Dann tun Sie es jetzt.

Überlegen Sie sich: Warum trinken Sie überhaupt Alkohol? Seit wann gehört er zum Alltag dazu und wie würde
es sich anfühlen, mal darauf zu verzichten (bewusst und
freiwillig)? Die ersten Killer-Tipps geben Ihnen im Folgenden ein paar Denkanstöße.

1 Machen Sie den Schnelltest
(1 Woche alkoholfrei)

Kommen wir zur 1-Million-Euro-Frage: »Trinken Sie zu viel Alkohol?!?« Fragen wir das Publikum: Zum wiederholten Male werden Sie von Ihren Liebsten als »Schluckspecht« bezeichnet? Hm, das heißt doch nichts, denken Sie! Lassen Sie die letzte Woche einmal Revue passieren: Da war doch die Grillparty am Wochenende bei Klaus, es gab Würstchen, Salat und natürlich durfte das Bier nicht fehlen. Am Montagmorgen im Betrieb wurde zum 10-jährigen Bestehen mit Sekt angestoßen und dienstags ist immer Mädelsabend. Diesmal ging's ins Kino und das Glas Prosecco war kostenlos! Am Mittwoch mussten Sie leider zum Magenbitter greifen, der hilft immer so gut bei Verdauungsproblemen. Und am Donnerstag öffnete Ihr Liebster den guten Rotwein zum Abendessen, nachdem die Kinder rechtzeitig im Bett waren. Freitags wird natürlich wie immer das Wochenende eingeläutet, diesmal ging's über das Stadtfest, inklusive Happy Hour in der Lieblingsbar.

Na, fällt Ihnen jetzt etwas auf? Vielleicht haben Sie aber schon selbst bemerkt, dass es in letzter Zeit doch etwas mehr geworden ist. Kein Problem, denn Sie können jederzeit reduzieren. Machen Sie gleich mal den Schnelltest und legen Sie eine alkoholfreie Pause ein. Beobachten Sie sich dabei, wie leicht oder schwer es Ihnen fällt, eine Woche (oder länger) nichts zu trinken. Das Tolle dabei ist, Sie halten gerade jede Menge Joker in den Händen, nämlich die 50 besten Alkohol-Killer, klingt das nicht nach einem Hauptgewinn?! Los geht's.

2 Bekämpfen Sie die Langeweile!

Der Konsum von Alkohol hängt nicht selten mit Langeweile zusammen. Wie das? Obwohl wir ständig beschäftigt und immer unterwegs sind, selten Zeit haben und
scheinbar tausend Dinge zu erledigen haben, zeigt sich
oft eine innere Leere und die Frage nach dem Sinn kommt
auf. Doch weil die Arbeit und die täglichen Verpflichtun-
gen unseren Alltag so dermaßen ausfüllen, bleiben Hobbys, soziale Beziehungen und tiefgehende Gespräche oft
auf der Strecke. Wir werden vielleicht oberflächlicher und
passiver, was sich daran zeigt, dass wir gedankenlos an
Festen und traditionellen Feiern teilnehmen, bei denen
gerne über den Durst getrunken wird, was wir in den sel-
tensten Fällen hinterfragen.

   Zudem empfinden wir Langeweile oft als unangenehm.
Ruhe, Schweigen und Nichtstun ertragen die wenigsten.
Wir suchen nach sofortiger Ablenkung, bestenfalls ver-
bunden mit einhergehenden unmittelbaren Glücksgefüh-

len. Da kommt uns der Alkohol doch gerade recht: Erlebnis, Rausch, Betäubung und Glücksempfinden schon nach wenigen Schlückchen – der perfekte Stimmungsaufheller, oder nicht? Doch was ist, wenn wir allmählich lernen, Langeweile als ganz normalen Bestandteil des Lebens zu akzeptieren und sie schöpferisch zu nutzen?

Wagen Sie einen Perspektivwechsel und ein Gedankenexperiment: Nichstun als kreative Pause, als (Selbst-)Reflexion und Haltepunkt. Das entschleunigt zudem unseren vollgestopften Tagesplan und wir stoßen vermutlich auf Wünsche und Vorstellungen, die wir längst ertränkt haben. Bekämpfen Sie die innere Leere nicht mit Hochprozentigem, sondern mit der schrittweisen Umsetzung Ihrer wahren Interessen.

3 Meiden Sie Ihre Stammkneipen und Trinkfreunde

Jeder hat sie und jeder liebt sie auch auf gewisse Weise: die netten Trinkfreunde, mit denen man sich am Wochenende ganz entspannt auf ein Bierchen trifft – oder eher auf zwei, drei oder vier? Einer schmeißt schließlich immer eine Runde. Nicht gerade förderlich, wenn Sie Ihren Konsum reduzieren möchten. Treffen Sie sich deswegen samstags mal nicht mehr wie sonst üblich in der Cocktailbar, sondern gehen Sie stattdessen sonntagvormittags gemeinsam mit Ihren Freunden zum Brunchen (nur tauschen Sie den Willkommenssekt gegen eine Extratasse Cappuccino ein). Haben Sie Bekannte und Kumpels, mit denen Sie eigentlich nur die »Trinkfreundschaft« verbindet? Sie finden das ganz schnell heraus, indem Sie ihnen Ihr alkoholfreies Vorhaben darlegen und die Reaktion abwarten. Kommen nur blöde Sprüche oder werden Sie nicht weiter ernst genommen, wissen Sie ja jetzt Bescheid. Wenn Ihnen aber ernsthaftes Interesse entgegengebracht wird, dann nehmen Sie diese echten Freunde mit ins Boot und sprechen Sie offen und ehrlich über Ihre Pläne.

Wichtig ist, dass Sie nicht zweigleisig fahren oder sich verstellen müssen. Nehmen Sie Ihre alltäglichen Situationen genau unter die Lupe: Der gelegentliche Besuch bei der Nachbarin, wo nicht nur Kaffee, sondern gerne auch Sekt ausgeschenkt wird, genauso wie die neue verantwortungsvolle Position in Ihrem Betrieb, die sich als Katalysator für häufiges Frusttrinken nach Feierabend entpuppt. Hinterfragen Sie die Motivation für Ihr Trinkverhalten und nehmen Sie die Zügel selbst in die Hand.

4 Stärken Sie Ihr Auffangnetz

Intuitiv zieht man sich zurück, wenn man mit einer schwierigen Situation überfordert ist und das große Scheitern droht. Zu groß ist das Stigma des Versagens in einer Leistungsgesellschaft wie der unseren. Schnell wird aus der »Maus ein Elefant« und plötzlich scheint eine Situation ausweglos zu sein! Da hat man dann doch Skrupel, mit dem Verzicht auf Alkohol zu prahlen und später ein Scheitern eingestehen zu müssen. Genau in solchen Momenten braucht man einen guten Freund an seiner Seite, um nicht gänzlich unterzugehen. Wir sind nun mal auf das Miteinander angewiesen und das ist auch gut so! Reden ist Balsam für die Seele und hilft gegen das Gedankenwirrwarr! Weihen Sie Ihre Engsten also ein, das hilft auch bei Festen, wenn Gastgeber und Gäste wissen, dass Sie gerade aussetzen, und Ihnen nicht ständig verlockende Angebote machen.

Durch Austausch und Reflexion mit Gleichgesinnten kommt man auf Lösungen, die man selbst nicht findet. Jedoch sollten wir nicht zu Hause sitzen und auf den freundschaftlichen Anruf warten, sondern, frei nach Gandhi, selbst der Freund sein, den man sich wünscht. Hier ist Eigeninitiative gefragt. Wir sollten stets an unseren sozialen Beziehungen arbeiten, das betonen auch Psychologen, wenn wir uns ein möglichst glückliches und gelungenes Leben wünschen. Nutzen Sie die momentane Situation der Veränderung und überdenken Sie auch einzelne »Trinkfreundschaften«. Knüpfen Sie auch neue Kontakte. Und vielleicht hüpft der ein oder andere Ihrer Trinkfreunde ganz spontan mit auf den Zug und Sie können gemeinsam dem Alkohol trotzen. Das fällt einfacher, und den Gruppenzwang können Sie ja mal in dem Sinne umdrehen, dass der, der trinkt, der Buhmann ist. Zusammen klappt's auf jeden Fall noch besser.

Zu einer guten Freundschaft gehört auch, das Thema Alkohol offen anzusprechen. Haben Sie vielleicht das Gefühl, dass Ihre Freunde, mit denen Sie oft und gerne zusammen sind, etwas zu viel trinken? Und das über einen längeren Zeitraum? Kennen Sie vermutlich den Grund? Egal, wie fest Ihre Freundschaft ist, es ist nach wie vor ein sensibles Thema und sollte vorsichtig angegangen werden. Leider wird es oft verharmlost, tabuisiert oder man fühlt sich schnell angegriffen. Sie wollen ja auch niemandem auf die Füße treten und erst recht kein böses Urteil fällen. Signalisieren Sie Ihrem Freund oder Ihrer Freundin trotzdem und gerade deshalb Ihre Besorgnis und zeigen Sie deutlich, dass man Ihnen vertrauen kann. Es gibt außerdem zahlreiche Beratungsstellen (Seite 103), die Sie zur Hilfe hinzuziehen können. Das Einzige, das Sie wirklich falsch machen können, ist wegschauen und einfach schweigen.

5 Nutzen Sie Ihren Wissensdurst gegen Trinklust

Ganz ehrlich, beschäftigt man sich intensiv mit dem Thema Alkohol und seinen Folgen, vergeht einem der Appetit und Alkohol-Durst. Schon allein das Googeln des Begriffs »betrunken« kann einem jegliche Lust am Trinken nehmen, und bei den abgebildeten Fotos und Videos ist eigentlich nur Fremdschämen angesagt. Trotzdem sollte man sich dem Thema ernsthaft und sensibel nähern und hinter die Kulissen schauen.

Ein weiterer Aspekt ist das ernst zu nehmende Thema Alkoholismus, das nicht nur das traurige Bild eines Bahnhofsvorplatzes bedeutet. Alkoholmissbrauch und Alkoholsucht sind oftmals zu spät erkannte Probleme, die alle treffen können, in jedem Alter und in allen Gesellschaftsschichten.

Mit Austausch und Wissensaneignung leistet man grundlegende Präventions- und Aufklärungsarbeit an sich selbst und seinem Umfeld. Erweitern Sie Ihren Horizont, denn dazulernen kann man nie genug. Decken Sie zum Beispiel gängige Werbelügen auf und entmythologisieren Sie die vermeintlich positive Wirkung alkoholischer Getränke. Typisch in der Werbung sind positive Zuschreibungsmuster, mit denen man sich gerne identifiziert und die man auf das eigene Leben übertragen möchte. Bier etwa verspricht Freiheit, Frische, Reinheit und Genuss, Sekt spielt auf Leidenschaft, Prickeln, Exklusivität und Reichtum an, Rum verspricht einen paradiesischen, easy-going-Lifestyle mit rhythmischen Klängen und Sonnenschein und Wodka mit seiner »reinen Seele« sorgt für Frische, Spaß und Klarheit.

Je länger Sie sich mit dem Thema auseinandersetzen, desto besser wird Ihr Bewusstsein für das Problem sensibilisiert. Ersetzen Sie doch einfach künftig die Trinklust durch Wissensdurst.

6 Geben Sie sich den Kick, ganz ohne Alkohol

Sich berauschen, und das ganz ohne Alkohol, klingt nach illegalen Substanzen, finden Sie nicht auch?! Aber keine Panik. Die Opiate, von denen hier gesprochen wird, sind völlig natürlich und absolut harmlos. Sie tragen sie quasi täglich mit sich herum. Die Rede ist von Dopamin, Serotonin, Endorphinen und Adrenalin. Also körpereigene Glückshormone, die für Ihr persönliches Wohlbefinden, Ihre Zuversicht, Ausgeglichenheit, aber auch für Stimulation und Euphorie sorgen. Sie brauchen diese körpereigenen Glücksbringer lediglich zu »aktivieren«. Das geschieht am besten durch ausreichend Bewegung, genügend Tageslicht, frische Luft und eine positive Grundeinstellung. Machen Sie sich schöne Gedanken und erzeugen Sie Glückskraft von innen heraus. Nachhelfen können Sie beispielsweise auch mit Happy Food, also bestimmten Lebensmitteln wie Kakao, Datteln, Bananen oder Nüssen. Echte Stimmungskiller sind hingegen Fast-Food-Produkte, die uns schlapp machen oder gar depressiv stimmen. Vorsicht auch bei Schokolade. Nicht der darin enthaltene Zucker, sondern das Tryptophan im Kakao macht uns high. Greifen Sie deshalb besser zu dunklen Zartbitter-Sorten und nicht zur stark zuckerhaltigen Vollmilchschokolade. Bereits der Anblick von Schokolade versetzt uns derart in Vorfreude, dass nebenher Dopamin im Gehirn freigesetzt wird.

KILLER-TIPP

Je nach Vorliebe und Kondition können Sie mit einem Actionfilm, einer Runde Kettenkarussell oder einem Blind Date für intensive Hormonausschüttung sorgen. Sie können auch im Freibad vom 3-Meter-Turm springen, vor Publikum reden, einen hohen Turm besteigen, einen Marathon laufen, eiskalt duschen, bei Blitz und Donner aus dem Fenster schauen oder auf der Autobahn richtig Gas geben. Was auch immer Ihnen einen Kick gibt – tun Sie es!

Verlassen Sie sich also lieber auf Ihr persönliches Glückszentrum und freuen Sie sich auf berauschende Momente.

7 Legen Sie Trinktage fest

Seien wir ehrlich, es ist doch immer wieder mühsam, das richtige Maß zu halten. Hat man erst einmal das eine Glas heruntergespült, fallen die Schranken und die Lust auf mehr ist entzündet. Wie viel »genug« ist, darüber streiten sich bekanntlich die Geister. Jedenfalls wissen wir alle, dass der gute Vorsatz nicht immer eingehalten werden kann (und schon gar nicht, wenn man bereits beschwipst ist). Ein Dilemma! Theoretisch wäre das Einfachste wohl, gänzlich die Finger davonzulassen. Aber man muss ja nicht gleich ins Extrem überlaufen. Probieren Sie es also vielleicht einmal mit festen Trinktagen. Überlegen Sie ganz genau, wann und wie viel Alkohol für Sie infrage kommt. Soll es nur das Glas Sekt jeweils zum eigenen Geburtstag, nur an Silvester oder zu runden Jubiläen sein? Wollen Sie nur am Wochenende zum Essen einen Wein öffnen, oder gönnen Sie sich lediglich im Urlaub das ein oder andere kühle Bier?

Haben Sie für sich eine gesunde Menge definiert, legen Sie sich darauf fest und machen Sie Nägel mit Köpfen. Erwischen Sie sich mehrmals dabei, wie Sie den Trinkplan über Bord werfen und deutlich mehr bechern als geplant, sollten Sie ernsthaft über die Ursache nachdenken! Die Ausnahme bestätige zwar die Regel, wie es so schön heißt, aber die Ausnahme sollte nicht die Regel werden. Sprich: Manchmal hilft dann doch die komplette Abstinenz, um gar nicht erst in Versuchung zu geraten.

8 Yolo – Nutzen Sie den Tag

Vor wenigen Jahren wurde das Wort YOLO zum Jugend-
wort gekürt. »You only live once« erinnert an den berühmten
Ausspruch des antiken Philosophen Horaz »Carpe Diem«
(Nutze den Tag) und unterstreicht die Dringlichkeit dieses
Mottos in unserer heutigen Gesellschaft, egal ob jung oder
alt. Jeder scheint heute irgendwie gehetzt und unter Zeit-
druck zu stehen, weshalb er angehalten wird, sich erneut auf
die Gegenwart zu konzentrieren. YOLO sollte jedoch nicht
hedonistisch verstanden werden, sondern eher darauf verweisen, den Tag so gut es geht für sich zu nutzen, ohne sich
dabei ständig mit seinen Gedanken in der Vergangenheit zu
verlieren oder ängstlich in die Zukunft zu schauen.

Im Hinblick auf die Reduzierung des eigenen Alkoholkonsums erweist sich YOLO als hilfreiche Stütze: Wenn
Sie weniger trinken wollen, denken Sie nicht an vergan-
gene gute Vorsätze, die Sie nicht eingehalten haben und

KILLER-TIPP

Wenn Sie den heutigen Tag gut überstehen, wirkt sich das automatisch positiv auf morgen aus, ohne dass Sie irgendetwas dafür tun müssen. YOLO erweist sich als geniales Präventionsprogramm für Ihre Gesundheit: Die Reduktion von Alkohol macht Sie fitter, schöner und gesünder, und das schon nach wenigen Stunden. Das nennt sich echte Lebensqualität, garantiert auch im hohen Alter!

deren Erinnerung Zorn und Enttäuschung mit sich bringt. So nach dem Motto: »Ich habe mir schon so oft vorgenommen, weniger zu trinken, konnte aber nie Nein sagen.« Auch überschwängliche Zukunftspläne können kontraproduktiv sein. »Ab jetzt trinke ich nie wieder etwas und ich meide von nun an die Hälfte meiner Cliquenfreunde!« ist ein unrealistischer Entschluss, der beinahe wieder ein Grund zum Betrinken sein könnte. Besser wäre also, sich kleine Etappenziele und nur »diesen einen Tag« vorzunehmen. Was gestern war, ist jetzt egal, und was morgen wird, ergibt sich schon. YOLO – nur heute zählt!

Ernüchternde Situationen

Ein Grillfest ohne Bier? Ein Abend mit Freunden ohne ein Glas Wein oder einen Cocktail? Geht das überhaupt?

Wow! Es ist doch irgendwie erstaunlich, wie allgegenwärtig Alkohol tatsächlich ist. In diesem Kapitel schauen wir noch einmal genauer hin und fragen uns, wie normale Situationen, die wir mit Alkohol verbinden (im Restaurant, beim Ausgehen, Flirten oder Grillen), aussehen könnten, wenn wir wirklich mal auf alkoholische Getränke verzichten.

Machen wir uns nicht zum Außenseiter, müssen wir uns jetzt jedes Mal rechtfertigen, den Fahrer spielen oder uns anhören, was für Spaßbremsen wir sind? Nicht unbedingt! Anstoßen können Sie schließlich auch mit Mineralwasser und der Spaßfaktor sollte bitte nicht vom Alkoholpegel abhängen. So weit darf es nicht kommen! Denn haben Sie nun genügend reflektiert, interessante Hintergrundinformation gesammelt und Lust auf ein alkoholfreies Leben bekommen, dann werden Sie fortan gelassener rangehen:

Zur Inspiration lesen Sie einfach mal, wie so etwas spielerisch aussehen könnte, welche Standardsätze Sie sich parat legen und wo Sie besser einfach schweigen sollten.

9 Finden Sie Ihren Flow

Nach einem besonders stressigen Arbeitstag freuen wir uns am meisten auf den wohlverdienten Feierabend. Dieser ist uns heilig und in der Regel steht uns nicht viel Zeit dafür zur Verfügung. Deswegen wollen wir die wenigen Stunden natürlich gut genutzt wissen. Der perfekte Übergang lässt sich rituell vollziehen: Das leckere Abendbrot mit der Familie, eine heiße Dusche und die Tagesschau. Da darf bei vielen das Glas Rotwein, das kühle Bier oder eben der Absacker nicht fehlen. Doch ehe wir uns versehen, ist das alkoholische Getränk fester Bestandteil unserer Freizeit und des allabendlichen Rituals geworden und ist kaum noch wegzudenken. Sie sollten sich nicht betäuben, sondern besser unabhängig machen und auf natürliche Weise downshiften: Auf die Balance kommt es an und abschalten lässt es sich am besten mit einer Beschäftigung, die Sie so richtig in Flow versetzt. Der Begriff kommt aus der Psychologie und meint einen Zustand völliger Vertiefung in einer Tätigkeit, bei der man alles um sich herum vergisst. Die Quelle für Flow kann sehr unterschiedlich sein: Für den einen ist es die kreative schöpferische Arbeit, für den anderen ein spannendes Buch, ein Spaziergang durch den Wald oder das Klimpern auf der Gitarre. Für ein Hobby mit Flow brauchen Sie keine alkoholische Unterstützung. Finden Sie Ihre persönliche Leidenschaft und nehmen Sie sich abends etwas Zeit dafür. Genießen Sie den »Feier«abend nicht mit Alkohol, sondern mit Ruhe und Entspannung zum Auftanken.

10 Stoßen Sie auf Ihre Gesundheit an

Fröhliche Ausrufe wie »Chin-chin«, »Skål«, »Kanpai«, »Prost«, »Na sdorowje«, »Cheers«, »Salute« und ähnliche sind Teil eines interkulturellen Brauchs, welcher sich beinahe auf der ganzen Welt wiederfindet. Miteinander anstoßen scheint universell zu sein und bringt die unterschiedlichsten Menschen zusammen. Damit werden Barrieren gebrochen, Freundschaften geschlossen und der Grund des Beisammenseins unterstrichen. Anstoßen heißt willkommen sein, man trinkt auf die Liebe, eine glückliche Zukunft, die Gesundheit und den Menschen selbst. Nicht selten wird eine kleine Rede gehalten, während das Glas erhoben wird. Dann wandert der Inhalt in den Magen und die Gläser fliegen gelegentlich an die Wand.

Woher der Brauch des Zuprostens genau stammt, kann heute schwer nachvollzogen werden. Es heißt, es sollen »böse Geister vertrieben werden«, die sich vor allem am nächsten Morgen mit einem Kater bemerkbar machen. Aber warum Geister vertreiben, wenn man sie erst gar nicht ruft (kein Alkohol = kein Kater). Und außerdem, von welchen bösen Geistern sprechen wir hier eigentlich? In netten geselligen Runden haben diese überhaupt nichts verloren. Setzen Sie dem Spuk ein Ende! Anstoßen können Sie auch mit nichtalkoholischen Getränken, zum Beispiel mit Brause, Fruchtschorle oder alkoholfreiem Sekt. Denn beim Anstoßen kommt es doch auf die ausgesprochenen Glückwünsche und nicht auf den Alkohol im Glas an. Mit Alkohol auf die Gesundheit anstoßen ergibt, wenn man es sich so überlegt, keinen Sinn. Sie trinken auf die Gesundheit und handeln paradoxerweise entgegengesetzt. Gehen Sie also mit gutem Beispiel voran.

11 Löschen Sie den Durst

Es ist ein lauschiger Abend mit Freunden, die letzten Sonnenstrahlen kitzeln Ihre Haut und der Duft einer (Brat-) Wurst oder eines Gemüsespießes steigt Ihnen zur Nase. Sie haben Durst und denken dabei an ein kühles Blondes zur Erfrischung? Leider aber löscht Alkohol überhaupt keinen Durst. Im Gegenteil, Alkohol entzieht dem Körper nur noch mehr Flüssigkeit, was sich nach wenigen Stunden durch Unwohlsein und Kopfschmerzen bemerkbar macht. Wenn Sie ein Grillfest veranstalten, mixen Sie besser richtig leckere fruchtige und erfrischende Vitaminbomben. Ein Früchtepunsch oder blubbernde Saftbowle sind perfekte Cool Downer (Seite 128). Sollten Sie keine Eiswürfel parat haben, probieren Sie zur Abwechslung auch mal lauwarmen Tee. Denn auf kalte Getränke reagiert unser Körper eigentlich sensibel: Wir müssen die Flüssigkeit an die Körpertemperatur »anpassen«. Das wiederum verbraucht noch mehr Energie und führt im Grunde nur noch zu mehr Schwitzen. Nicht ohne Grund wird in besonders heißen Ländern (z. B. Ägypten oder Marokko) warmer Tee serviert: Er entlastet den Körper, wirkt kühlend und löscht den Durst. Mit etwas Pfefferminze oder einer Prise Zimt geben Sie auch Ihrem Grillfest eine orientalische Note.

12 Gehen Sie essen, ohne Alkohol zu trinken

Wir begegnen dem Alkohol ja so ziemlich überall, vor allem auch beim Essen. So wird der nächste Restaurantbesuch eine kleine Mutprobe. Aber Sie sind gewappnet und müssen sich nicht vor Ihrem Lieblingsitaliener verstecken: Lassen Sie sich das Essen erst recht auf der Zunge zergehen, schmecken Sie jede einzelne Zutat heraus und konzentrieren Sie sich dabei völlig auf den liebevoll zubereiteten Teller. Nehmen Sie sich dafür reichlich Zeit und genießen Sie das Ambiente. Zur Hauptspeise passt Wasser oder Schorle wunderbar, denn diese helfen sogar dabei, sich beim Essen zu zügeln. Bringen Sie auch reichlich Gesprächsstoff mit, denn Sie kennen ja die Verzögerungstaktiken im Restaurant, welche vermutlich den Alkoholkonsum zusätzlich fördern sollen. Und statt in diesen Wartezeiten die nächste Flasche Wein zu bestellen, reden Sie lieber über interessante Themen und erfahren Sie mehr von Ihrem Gegenüber.

Jetzt, da Sie keinen Alkohol beim Essen trinken, werden Sie auch besser zuhören können und genauer auf Ihr Sättigungsgefühl achten. Magenschmerzen ade! Und sollte doch das Völlegefühl eintreten, lassen Sie die Finger vom Schnaps und verbinden Sie Ihren Restaurantbesuch gleich mit einem Spaziergang im nahe liegenden Stadtpark. Bewegung hilft der Verdauung nämlich auf viel freundlichere Art als der Kräuterschnaps (dazu erfahren Sie mehr im Killer 42 »Nehmen Sie Kräutertee statt Kräuterschnaps« (Seite 118)).

Wird mit der Rechnung ein Kurzer »aufs Haus« serviert, lehnen Sie dankend ab (oder lassen Sie das Glas einfach stehen), ohne in Verlegenheit oder große Erklärungsnot zu geraten. Keiner wird Ihnen dies übel nehmen. Vielleicht handeln Sie stattdessen einen Espresso heraus. Fragen lohnt sich!

KILLER-TIPP

Neueste wissenschaftliche Beobachtungen haben ergeben, dass besonders Kalzium den Durst nach Alkoholischem stoppt. Greifen Sie abends vor dem Fernseher oder bei Freunden deshalb ruhig nach Käsesticks. Käse ist darüber hinaus gut für Zähne und Knochen, reguliert die Nervenimpulse in der Muskulatur, wirkt entzündungshemmend und hat zudem eine hohe Eiweißdichte. Aber auch Veganer müssen sich keine Sorgen machen: Kalzium ist nicht nur in Milchprodukten enthalten, sondern steckt in grünem Gemüse und Nüssen – beides ist zum Knabbern wunderbar geeignet.

13 Flirten Sie nüchtern

Wir sind überzeugt, flirten ist wie Magie! Entweder es passiert ein Wunder und man wird vom Schwarm angesprochen, oder man braucht jetzt dringend einen »Zaubertrank« für die Extraportion Mut. Auf den Alkohol ist Verlass: Er wirkt schnell, puscht, enthemmt und steigert vermeintlich das Selbstwertgefühl. Man wagt sogar den ersten Schritt und findet vielleicht auf Anhieb das richtige Gesprächsthema. In Wahrheit aber werden wir nicht sicherer, sondern fangen im schlimmsten Falle an zu lallen, torkeln und plappern sinnloses Zeug. Und wenn wir Pech haben, verwandelt sich der Prinz am nächsten Tag zurück in einen Frosch – welch böses Erwachen!

Flirten ist eine hochkomplizierte Angelegenheit und mindestens genauso aufregend wie ein wichtiges Vorstellungsgespräch (und da gehen Sie schließlich nüchtern hin): Tauschen Sie das Bier gegen die Apfelschorle und schenken Sie Ihrem Gegenüber vollste Aufmerksamkeit.

Dann finden Sie auch schnell ein gemeinsames Thema, das Sie verbindet. Sprechen Sie über Reisen, Interessen, Bücher, Sport und Musikgeschmack. In der Regel sind das immer gute erste Anknüpfungspunkte. Mit Humor und ehrlich gemeinten Komplimenten brechen Sie schließlich das Eis. Aber auch die gelegentliche peinliche Stille sollte kein Problem für Sie werden, denn gemeinsames Schweigen bietet die perfekte Gelegenheit für Blickkontakt mit Knistereffekt. Machen Sie sich interessant, aber stellen Sie sich nicht in den Vordergrund. Keiner hat Lust auf einen Egozentriker und erst recht nicht auf einen Angetrunkenen. Also nur Mut, dann klappt's auch mit einem Happy End!

14 Feiern Sie ohne Alkohol

Zugegeben, die nächste Partynacht kann sich nüchtern ganz schön komisch anfühlen, wenn alle um Sie herum immer betrunkener werden und Sie am Ende nur noch den Fahrer spielen. Wenn Sie gerne das Tanzbein schwingen, macht das nüchtern mindestens ebenso viel Spaß. Es erfordert vielleicht ein bisschen mehr Mut, aber ohne Alkohol im Blut können Sie sich besser auf die Musik einlassen und sich über Ihr sportliches Ausdauervermögen freuen (hierzu finden Sie auch mehr bei Killer-Tipp 30 »Tanzen Sie sich in Trance« (Seite 90)). Wenn Sie weniger als die anderen oder gar keinen Alkohol trinken, können Sie auch die Party verlassen, bevor alle anderen zerstört auf den Sofas rumliegen. Das hat den Vorteil, dass Sie den nächsten Tag ausgeschlafen und munter nutzen können. Nach so einer alkoholfreien Nacht stellt man dann auch erst mal fest, wie oberflächlich manche Abende werden können, je weiter die Stunde fortschreitet und je betrunkener die Leute sind. An gute Gespräche ist irgendwann kaum noch zu denken und leider fungiert man als »Nüchterner« oftmals nur noch als Seelenklempner oder gar als Spaßbremse. Aber sehen Sie es sportlich: Denn Spaß haben können Sie trotzdem. Auf die Sichtweise kommt es an. Wie stehen Sie dem Leben gegenüber? Humor ist schließlich eine Lebenseinstellung und lässt sich nicht am Promillepegel messen. Suchen Sie sich Freunde, die ebenso wenig trinken, und schlagen Sie auch mal eine andere Variante der Freizeitgestaltung vor (zum Beispiel ins Kino oder Schwimmbad gehen, eine Lesung besuchen, gemeinsam kochen, klettern oder eine Städtereise unternehmen). Echte Freunde ziehen mit, und wer weiß, vielleicht kommen auch sie auf den alkoholfreien Geschmack.

15 Bleiben Sie undercover

Auf einer Party, auf der viel getrunken wird, hüten Sie sich davor, jedem Ihre Abstinenz unter die Nase zu reiben. Das kann provokativ rüberkommen. Lassen Sie sich nicht auf Diskussionen mit Angetrunkenen ein und vermeiden Sie Erklärungs- und Rechtfertigungsversuche. Diese laufen jetzt ins Leere. Entweder Sie werden als Spießer, als Gutmensch oder als »ernsthaft krank« verurteilt. Viele denken gleich, dass jemand, der wenig oder gar keinen Alkohol mehr trinkt, ein richtiges Alkoholproblem haben muss, und dann kommen Fragen wie »Ist dir in der Vergangenheit etwas Schlimmes zugestoßen?«, »Trinken deine Eltern?« und »Ist jemand in deiner Familie daran gestorben?« Mit solchen Fragen wollen Sie sich auf einer eigentlich gemütlichen Party sicher nicht auseinandersetzen.

Wenn Sie also auf einer Party sind, die Ihnen gut gefällt, und Sie sowieso niemanden kennen, bleiben Sie besser undercover. Ganz ehrlich, keiner guckt Ihnen ins

Glas und eigentlich interessiert es auch niemanden, was Sie trinken. Die meisten sind so mit sich selbst beschäftigt, da fällt es nicht weiter auf, ob Sie Apfelsaft statt Bier, Mineralwasser statt Sekt oder Traubensaft statt Rotwein hinunterschütten. Zur Not wechseln Sie ab und zu den Gesprächspartner oder greifen zur Notlüge (»Ich habe heute tierisch Kopfweh!«, »Ich muss morgen wegen eines Termins früh aufstehen« oder »Ich bin doch mit dem Auto da und muss nachher noch den weiten Weg nach Hause fahren«). Überreicht man Ihnen doch plötzlich ein alkoholisches Getränk, halten Sie es eine Weile einfach in der Hand und stellen es bei einer günstigen Gelegenheit unbemerkt ab. Werden Sie dann doch einmal demaskiert, dann üben Sie sich im Schweigen und lassen Sie ruhig auch mal eine Vermutung im Raum stehen.

16 Nutzen Sie Ihre Rechte

Das ständige Suchen nach Ausreden, um nicht trinken zu müssen, ist natürlich ziemlich nervig! Jeder hat das Recht, etwas abzulehnen, ohne dabei gleich diskreditiert zu werden. Aber nicht immer zeigen die Mitmenschen dafür Verständnis, vor allem nicht beim Thema Alkohol. Sie können entweder pausenlos diskutieren, schweigen, tricksen (wie Sie es im vorherigen Killer-Tipp Nr. 15 »Bleiben Sie undercover« (Seite 56) bereits kennengelernt haben) oder Sie greifen auf ein Grundrecht zurück, das man im deutschen Grundgesetz unter Artikel 4 findet: Das Recht auf Religionsfreiheit und freie Weltanschauung. Der Satz »Ich trinke nicht wegen meiner Religion« schlägt ein wie ein Blitz und sorgt sofort für Ruhe! Nachfragen kommen selten, denn über Religion und Weltanschauung streitet man bekanntlich nicht und Kritik ist absolut tabu. Dabei ist ziemlich egal, welche Religion oder Weltanschauung Sie tatsächlich damit meinen. Übrigens, viele Buddhisten, die meisten Muslime und einige Christen leben völlig abstinent, weil sie der Meinung sind, Alkohol passe nicht zur spirituellen Ausrichtung und einer lebensbejahenden Einstellung. Damit haben sie ganz recht, nutzen Sie das also ruhig auch mal als Grund.

17 Machen Sie mal alkoholfreien Urlaub

Ob Sie nun ans Meer, in die Berge fahren, eine Städtetour oder Urlaub auf Balkonien planen, die Urlaubszeit ist was Besonderes! Im Urlaub wollen wir uns erholen und richtig viel Spaß haben. Zu schade wäre es doch, wenn wir die Hälfte gar nicht bewusst mitkriegen, nur an der Poolbar hocken und sogar Tage mit Ausnüchtern verlieren. Leider wird Entspannung und Spaßhaben oft mit Alkohol gleichgesetzt und das All-inclusive-Angebot wird bis zum letzten Tropfen ausgeschöpft. Dabei können wir in unserem Urlaub komplett auf Alkohol verzichten, denn wir greifen zu Alkoholischem, um runterzukommen, unsere Stimmung zu heben oder um den Alltagsstress zu vergessen. Im Urlaub passiert dies aber ganz von selbst. Bereits durch den Ortswechsel bringen wir uns auf andere Gedanken. Fremde Kulturen sind inspirierend und zugleich aufregend. Es macht Spaß, auf Entdeckungstour zu gehen, neue Menschen kennenzulernen und die

Zeit zu vergessen. Apropos Zeit, wundern Sie sich nicht, wie »lang« so ein Urlaub ohne Alkohol dann plötzlich erscheint. Sie dehnen Ihre Urlaubszeit fühlbar, ist das nicht toll? Gleichzeitig eignet sich diese Zeit perfekt zum Abschalten vom üblichen Trubel. Sie werden jetzt viel mehr Energie zur Verfügung haben und richtig in Ausfluglaune kommen. Erkunden Sie die fremde Ortschaft auch mal in Joggingschuhen, schlemmen Sie sich durch die exotische Küche und lernen Sie eine neue Fähigkeit (Sprache, Töpfern oder Trommeln). Aber passen Sie auf: Gerade im Urlaub werden Sie oft in Alkoholfallen tappen, wenn Sie nicht unbedingt ein muslimisches Land wie Dubai bereisen. Planen Sie die nächste Reise völlig alkoholfrei und Sie werden überrascht sein, wie viel Sie davon profitieren.

18 Genießen Sie unvergessliche Abende

Und schon wieder ist ein Jahr rum. Der Geburtstag naht, das Neujahrsfest steht vor der Tür und der Jahrestag erreicht eine runde Jubiläumszahl. Wir können uns bestimmten Festen im Jahr nicht entziehen und das sollten wir auch nicht. Viel zu schön und kostbar sind diese Ereignisse! Dennoch, feiern können wir auch ohne Alkohol. Nüchtern wissen wir endlich, was wir da eigentlich genau zelebrieren: Schließlich richtet sich die Aufmerksamkeit auf die Person, auf das überstandene Jahr mit seinen Höhen und Tiefen und auf den freudigen Moment. Nicht ohne Grund heißt es doch: »Schön, dass du geboren bist«, und man wünscht sich »Ein frohes Neues!«. Darauf sollten wir uns besinnen und uns den Spaß nicht nehmen lassen. Feste ohne Alkohol werden tatsächlich legendär: Sind Sie selbst der Gastgeber, überraschen Sie Ihre Gäste mit außergewöhnlichen Drinks: feurige Vitamin-Shots, bunte Fruchtcocktails, sprudelnde Bowlen oder selbstgemachte Smoothies (mehr Ideen siehe Kapitel »Alkoholfreie Drinks« (Seite 107)). Doch nicht nur bei den Getränken werden die Gäste Augen machen. Überzeugen Sie mit ansprechendem Fingerfood, einem lustigen Programm und guter Musik. Sie haben sicherlich ein paar tolle Gute-Laune-Songs in petto, bei denen jeder sofort mitsingen will! Das wiederum sorgt für erste mutige Tanzeinlagen. Hier können Sie nachhelfen mit der Imitation kultiger Moves von Superstars, aber auch Tanzszenen aus bekannten Musikclips oder Musicals eignen sich wunderbar für eine gelungene Partynacht. Wie Sie mit null Promille im Blut zum Dancing-Star werden, lesen Sie weiter auf Seite 88. Mit lustigen Games wie Karten-, Brett- und Malspielen heizen Sie ebenfalls gut ein (Spaß mit Musik siehe Tipp 28 »Nutzen Sie die Macht der Musik« (Seite 86) und 29 »Verwenden Sie Flaschen und Gläser mal anders« (Seite 88)). Versuchen Sie es auch mit Rate-Runden (etwa Prominentenraten) oder Motto-Partys (verkleidet wird es noch lustiger). Selbst pokern lässt sich nüchtern fast schon besser. Denn endlich kommt Ihr Pokerface zum Einsatz. Damit schaffen Sie die gewünschte lockere Atmosphäre. Auch wenn die Umstellung anfangs gewöhnungsbedürftig ist, einige der Gäste

vielleicht blöde Kommentare reißen oder sogar die Party
frühzeitig verlassen, Sie werden sich wundern, wie viel
interessanter plötzlich die Gespräche ausfallen und was
Sie alles Spannendes von Ihrem Gegenüber erfahren. Und
weil Sie mit all Ihren Sinnen bewusst dabei sind, erleben
Sie endlich Abende, die einem noch lange in Erinnerung
bleiben.

Salute! Auf Ihre Gesundheit

Die eigene Gesundheit ist den Menschen das größte Anliegen, manche stoßen paradoxerweise gerne darauf an – komisch eigentlich.

Einer der häufigsten Gründe, warum Menschen mit dem Alkoholtrinken aufhören, ist die eigene Gesundheit. Manchmal muss sie der Arzt darauf hinweisen, dann aber machen sie schnell Nägel mit Köpfen. Stößt man auf die eigene Gesundheit an, macht sich Alkohol spätestens jetzt verdächtig. Mit diesem Kapitel schlagen Sie womöglich alle Fliegen mit einer Klappe, denn verzichten Sie fortan auf Alkohol, können Sie sämtliche guten Vorsätze (wie etwa mehr Gesundheit, Zufriedenheit, weniger Stress, Gewicht reduzieren) endlich in die Tat umsetzen.

19 Sparen Sie sich den Klaren

Zwar kostet Sie das Bier nur ein paar Euro, einen guten Wein bekommen Sie auch schon mal im Angebot, aber der Betrag summiert sich über die Tage, und schon haben Sie am Ende des Monats ein paar hundert Euro weniger im Geldbeutel. Und Sie wissen selbst, dass es selten bei einem Glas bleibt. Dann schmeißen Sie die nächste Runde und Grund zum Feiern gibt es ständig. Wenn Sie es jedoch schaffen, jedes Mal den Euro zur Seite zu legen, statt sich mit Alkoholischem einzudecken, können Sie sich am Ende richtig was ansparen. Ihre Gesundheit wird's Ihnen danken, und nebenbei haben Sie sich ein beträchtliches Sümmchen zusammengespart, das Sie nun für andere tolle Dinge ausgeben können.

Hier ein kleines Rechenbeispiel: Am Wochenende geben Sie im Schnitt vielleicht 10 bis 20 Euro für Alkoholisches aus. Sie treffen Freunde, gehen essen und bestellen Wein (5 bis 10 Euro). Sonntag spielt das Wetter mit, es wird gegrillt und dazu ein paar Flaschen Bier getrunken (2 bis 5 Euro). Ihre Kollegin hat Geburtstag, Sie stoßen mit Prosecco an (3 Euro) und in der Woche treffen Sie Ihre beste Freundin, es werden »Männerprobleme« besprochen und dabei ein paar Gläschen Sahnelikör gekippt (4 bis 8 Euro). Ziehen wir Bilanz: 30 bis 40 Euro gibt man durchschnittlich in der Woche allein für Alkohol aus. Am Ende des Jahres kommen wir auf beträchtliche 1500 Euro. Sicherlich werden es bei dem einen oder anderen noch einige hundert Euro mehr sein. Denken Sie an Hochzeiten, Karneval, Trauerfeiern, Fußballspiele, Einweihungen und den Weihnachtsmarkt.

Sparen Sie sich den Alkohol! Sparen Sie sich auch künftig peinliche Situationen am Pfandflaschenautomaten oder Altglascontainer. Sparen Sie sich peinliche Partybilder oder Erzählungen, die plötzlich auf Facebook und im Büro kursieren, und sparen Sie sich Abende, an die Sie sich nicht mehr erinnern können!

20 Werden Sie die Augenringe los

Das lässt Sie aber ganz schön alt aussehen: Gestern haben Sie noch feuchtfröhlich gefeiert und heute erschrecken Sie sich vor Ihrem eigenen Spiegelbild? »Schau mir in die Augen, Kleines« muss heute wirklich nicht sein! Die Blau-, Grau- und Rotfärbung rund ums Auge kommt vor allem durch den Flüssigkeitsverlust, von Schlafmangel und übermäßigem Alkoholkonsum. Ihrer Haut fehlt es an Sauerstoff im Blut und zudem spült Alkohol wichtige Salze und Mineralien aus dem Körper. Auch das Hautgewebe und die Zellstruktur leiden langfristig darunter. Zwar lässt sich Ihr Vitamin- und Mineralstoffhaushalt wieder durch entsprechende Nahrungsmittel auffüllen (greifen Sie zu Obst und Gemüse), aber am besten werden Sie Ihre lästigen Augenringe los, wenn Sie künftig die Finger vom Alkohol lassen und das nächste Mal besser zu Wasser oder einem leckeren Fruchtcocktail (natürlich alkoholfrei) greifen.

Augenringe kommen nicht nur von durchzechten Nächten. Es kann auch sein, dass Sie einfach gestresst und überarbeitet sind und vermutlich deswegen schlecht schlafen können. Nachhelfen ließe sich zwar mit einem Glas Rotwein, aber Ihre erholsame Schlafphase können Sie dann vergessen. Bessere Tipps hierzu finden Sie bei Killer-Tipp 26 »Endlich wieder durchschlafen« (Seite 80).

21 Verbessern Sie Ihr Hautbild

Eigentlich sind Sie schon längst raus aus der Pubertät und trotzdem sieht Ihre Gesichtshaut manchmal aus wie bei einem Teenager? Sie haben schon alles probiert – von teurer Gesichtslotion über Cremes, Medikamente und Saunagänge – doch nichts hilft? Dann probieren Sie es doch mal mit dem Verzicht auf Alkohol. Denn Alkohol ist bekanntlich ein echter Schönheitskiller und wirkt sich negativ auf Ihr Hautbild aus. Weil das Alkoholmolekül so ziemlich alle Poren durchdringt, bringt es Ihren Hormon- und Feuchtigkeitshaushalt durcheinander, fördert so die Talgproduktion und führt sogar zu schnellerem Schwitzen.

Bei regelmäßigem Konsum wird das Immunsystem geschwächt, sodass die Haut auch anfälliger für Rötungen und Entzündungen ist. Tun Sie das Ihrer Haut nicht an! Vergessen Sie die teuren Peelings und Hautreiniger und lassen Sie stattdessen lieber öfters mal den Alkohol weg.

KILLER-TIPP

Übrigens, machen Sie doch gleich mal den Vorher-Nachher-Test mit der sogenannten Drinking Mirror App (für etwa 0,89 Euro). Doch nicht erschrecken, sie hat es in sich: Machen Sie ein Bild von sich und schätzen Sie dann Ihren wöchentlichen Alkoholkonsum ein. Anschließend erhalten Sie das Nachher-Ergebnis zum Gruseln. Dieses Worst-Case-Szenario sollen Sie jedoch nicht allzu ernst nehmen und es eher als Spaß ansehen.

22 Tun Sie Ihrem Körper Gutes

Wussten Sie, dass im Mittelalter Bier als Durstlöscher diente und sich sogar ganze Mahlzeiten damit erübrigt haben? Von wegen »Dunkles Zeitalter«, es sollte eher von dunklem Bier die Rede sein. Denn Wasser galt damals als so ungenießbar, dass der Hopfen zur wichtigsten Trink- und Nahrungsquelle wurde. Wollen Sie heute ein paar Kalorien einsparen, dann sollten Sie daher die Finger vom Alkohol lassen. Dieser hat wirklich viele Kalorien. Bereits geringe Mengen decken die Hälfte des täglichen Energiebedarfs. Hier ein kleines Beispiel (pro 100 ml): Die Weinschorle hat 34 kcal, das Weizenbier kommt auf 37 kcal, der trockene Weißwein bewegt sich bei 69 kcal, während der Sekt auf stolze 76 kcal kommt. Zu den Spitzenreitern gehören die bekannten Partygetränke wie Alcopops mit 100 kcal, Caipiriñha mit 144 kcal und Mai Tai mit 180 kcal. Schnaps setzt noch einen drauf mit 213 kcal und Piña colada klettert mit seinen 240 kcal pro 100 ml auf Rekordhöhe. Es wundert einen also nicht, wenn Alkohol als Dickmacher und Figurfalle deklariert wird. Und als wäre das nicht genug, stoppt er auch noch den Fettabbau und ruft zusätzlich Heißhunger hervor. Dieser wird dann nicht selten mal eben im nächsten Fast-Food-Restaurant gestillt. Was für eine Schnapsidee, finden Sie nicht auch?

23 Legen Sie Trink-Fastenzeiten ein

Zu Beginn dieses Ratgebers haben Sie es bereits versucht:
eine Woche alkoholfrei. Und wie ist es Ihnen dabei ergan-
gen? Legen Sie künftig ruhig öfters eine solche Trink-Fas-
tenzeit ein, das würde Ihnen guttun.

Das Wort »Fasten« kommt von dem Adjektiv »fest«. In
diesem Zusammenhang können Sie sich also fragen, wie
gefestigt Sie selbst sind. Können Sie den Versuchungen
im Alltag widerstehen und unverkrampft »Nein« sagen,
wenn es darauf ankommt? Fastenzeiten sind eine tolle
Gelegenheit, dies herauszufinden und speziell zu üben.
Gelegentliches oder langfristiges Verzichten hat Vorteile:
Sie entscheiden sich bewusst und freiwillig zu einer Pause.
Das entlastet Körper und Geist. Dabei entdecken Sie neue
Fassaden. Sie loten Ihre Möglichkeiten und Grenzen aus.
»Wie weit kann ich gehen? Und zu was bin ich fähig?« Sie
ergründen auch Ihre spezielle Beziehung zum Alkohol. Die
Fastenzeit ist eine Zeit der Achtsamkeit. Vielleicht nutzen

Sie diese für eine Neuorientierung, machen mehr Sport oder passen Ihre Ernährung entsprechend an. Entscheiden Sie, wie lange Ihre individuelle Trinkfastenzeit gehen soll, wann Sie damit beginnen und wie Sie diese »brechen« wollen. Das Fastenbrechen kann tatsächlich eine Herausforderung werden. Ihr Körper reagiert höchstwahrscheinlich sensibel auf den ersten alkoholischen Drink, was Sie als Vorteil sehen sollten. Vermutlich spüren Sie gleich nach ein paar Schlückchen Wein oder Bier, wie wenig Sie vertragen. Und vermeiden Sie bloß den sogenannten Belohnungsdrink für das angeblich starke Durchhaltevermögen. Dies führt sonst zu falschen neuronalen Verknüpfungen (Alkohol = Belohnung = positiv).

24 Bauen Sie Stress ab

Wir trinken Alkohol nicht nur, um unserer Entspannung
etwas nachzuhelfen oder den Abend lustig zu stimmen,
sondern oftmals auch, wenn und weil wir gestresst sind.
Leider lässt sich Stress im Alltag nicht vermeiden. Stress
ist nicht nur eine Domäne der Arbeit, auch nicht ein Phä-
nomen der Moderne, sondern betrifft alle, jederzeit und
überall. Unsere steinzeitlichen Vorfahren reagierten auf
Stress meist mit Kampf oder Flucht! Was aber können
wir heute tun? Heute denken viele, es sei am einfachsten,
den Ärger, Kummer und Frust schnell mal im Alkohol zu
ertränken. Als Notlösung mag das plausibel erscheinen!
Einfach mal alles vergessen und schnell auf andere Gedanken kommen – hat sicherlich jeder von uns schon mal
gemacht. Das bringt langfristig aber nicht wirklich was.
Besser, wir lernen rechtzeitig, das Problem zu bewältigen
und mit den damit einhergehenden negativen Gefühlen
so gut es geht, zurechtzukommen. Dies kann uns, neben

der achtsamkeitsbasierten Methode (siehe auch Killer-Tipp 33 »Meditieren Sie gegen die Trinklust« (Seite 96)), mittels progressiver Muskelentspannung wunderbar gelingen. Zum Beispiel mit der »Becker-Faust« (tatsächlich bekannt geworden durch den ehemaligen Tennisspieler Boris Becker). Der Stressabbau mit geballter Faust geht auf die progressive Muskelrelaxation nach Jacobson zurück. Hierbei erfolgt eine Verschiebung der Spannung durch Konzentration und Übertragung auf die geballte Faust. Mit der Öffnung der Faust erzielt man gleichsam eine ganzkörperliche Entlastung. Diese Methode können Sie bei allen kritischen Situationen anwenden, wenn der Druck wieder einmal zu hoch wird.

25 Werden Sie Teesommelier

Was ist die »sensorische Besonderheit« eines Dornfelders oder Rieslings? Ist der Wein vollmundig, balanciert, adstringierend oder körperreich? Wie ist seine Oberflächenspannung, bildet er »Tränen« und wie verhält sich der gute Tropfen im Nachhall? Haben Sie sich auch schon immer gefragt, wovon diese sogenannten Connaisseurs da eigentlich sprechen? Wenn Sie wirklich Experte auf einem Gebiet werden wollen, dann versuchen Sie es doch lieber als Teesommelier mit wirklich spannenden Geschichten: Die Teekultur hat eine mindestens genauso lange und interessante Tradition wie der Wein. Der Beginn wird um 3000 v. Chr. vermutet und im Mutterland China wurde schon relativ früh eine Teesteuer erhoben. Tee ist was für alle Sinne. Er fördert die Gesundheit und kann in Gesellschaft oder allein getrunken werden. Seine Zubereitung ist so vielseitig wie die Sorten und Arten, die damit in Zusammenhang stehen. Genießen Sie Ihre Lieblingstasse

Tee und erfahren Sie mehr über seine Herkunft, seinen Anbau und die Herstellung in den unterschiedlichen Regionen (zum Beispiel Sri Lanka, China oder Kenia). Gehen Sie auf Weltreise und lernen Sie verschiedenste Kulturen, Rituale und Zeremonien kennen: Tibetischer Buttertee, Tea Time auf die feine britische Art oder Sado nach japanischem Ritual. In Russland gibt's ihn aus dem Samowar, in der Türkei zapft man den zweiteiligen Çaydanlık an. Und wussten Sie, dass die Ostfriesen jährlich mit etwa 300 Liter pro Kopf zu den Trink-Weltmeistern zählen? Sie merken schon, als angehender Teetrinker gehen Sie auf spannende Entdeckungstour.

26 Denken Sie an Ihren Schlaf

Eigentlich vermutet man, das Glas am Abend beruhige die
Nerven und wiege direkt in den Schlaf. Von wegen! Dieser
vermeintliche Schlummertrunk sorgt für unruhige Nächte.
Wir sind zwar nach nur wenigen Schlückchen Alkohol sofort müde, aber von nächtlichem Tiefschlaf kann keine
Rede sein. Der Körper kann sich während der Bettruhe
nicht richtig regenerieren, weil er schwer damit beschäftigt ist, den Alkohol schnellstmöglich wieder abzubauen.
Wachphasen, hervorgerufen durch Harndrang und gleichzeitig aufkommende Durstattacken, stören Ihren Schlaf-
rhythmus gehörig.

Apropos hören – freuen Sie sich jetzt schon auf das
nächtliche Geschnarche! Die durch den Alkohol verur-
sachte Verengung der Luftröhre macht Sie zum unliebsamen Musikanten. Solch pfeifende Dissonanz wird Ihr
Partner (und Ihre Zimmernachbarn) mit Sicherheit nicht
gutheißen. Lassen Sie abends besser die Finger vom Glas

und greifen Sie lieber zu natürlichen Einschlafmethoden. Einigen hilft der kurze Spaziergang an der frischen Luft, andere lesen ein langweiliges Buch oder trinken einen beruhigenden Kamillentee. Kleine Veränderungen im Zimmer helfen auch: gedimmtes Licht, kurzes Stoßlüften, eine härtere Matratze, frische Bettwäsche und wenn möglich ein geregelter Tag-Nacht-Zyklus. Wenn Sie sich richtig wohl in Ihren Federn fühlen, steht Ihrer Nachtruhe nichts mehr im Weg.

Keine Macht der Gewohnheit

Viele Gelegenheiten verbinden wir automatisch mit Trinken – warum eigentlich? Gewöhnen Sie sich lieber andere berauschende Hobbys an.

Wir haben bereits darüber gesprochen: Es gibt Situationen, in denen gehört ein Glas Wein einfach dazu. Hinterfragt haben wir es bislang nie! Aber überdenken Sie das jetzt. Wollen Sie sich mit Alkohol ein bisschen entspannen, Stress vergessen oder Ihre Laune heben, machen Sie das doch stattdessen mal mit Meditation oder Musik – lassen Sie sich von folgenden alkoholfreien Methoden überraschen.

27 Ändern Sie Ihre Gewohnheiten

Jeder hat sie, die ein oder andere unliebsame Gewohn-
heit, die man endlich gerne loswerden möchte. Zum Beispiel der oftmals unüberlegte Griff zum Alkohol. Fast
schon regelmäßig fließt er am Abend, natürlich an den
Wochenenden und sowieso bei Feierlichkeiten! Gleichzeitig ist es doch wirklich ärgerlich, dass gerade die guten Vorsätze im Alltag einfach in Vergessenheit geraten.
Wie ändern wir das? Nun, ein Patentrezept gibt es nicht.
Wir können uns ablenken und uns mit anderen, neuen
Dingen beschäftigen. Aber gerade beim Thema Alkohol
wird es schwierig, wenn er uns doch überall begegnet.
Neue Gewohnheiten erlernen wir nur mit klarem Verstand
und regelmäßiger Wiederholung. Zuerst aber müssen wir
genau wissen, was wir wirklich wollen. Öfters begleiten
uns destruktive Denkmuster, also Ideen und Vorstellungen, die uns dabei wie Steine im Weg liegen. Sätze wie
»Das liegt an meiner schwierigen Kindheit« oder »Das war

schon immer so, da kann man nichts ändern« bringen uns nicht weiter und trotzdem sagen wir sie immer wieder. Sie schränken den Blick ein, festigen vorgegebene Strukturen und werden uns gerade in Stresssituationen zur Falle. Verantwortung für jegliches Denken und Handeln können Sie aber nur übernehmen, wenn Sie ganz und »trocken« bei sich selbst sind. Wir machen uns die Welt, wie sie uns gefällt, richtig? Und das hat nichts mit Schönsaufen zu tun. Nüchterne Handlungsinitiative ist gefragt. Nur so schalten Sie endlich um von Autopilot zu Autonomie und verwandeln schlechte in gute Gewohnheiten.

28 Nutzen Sie die Macht der Musik

Musik geht unter die Haut und Klänge erzeugen Stimmung, das wissen Sie zu gut, wenn Sie nur an den letzten Krimifilm denken. Ein Leben ohne Musik ist kaum vorstellbar. Warum gewöhnen Sie sich nicht an, die Kraft der Töne zu nutzen, um beispielsweise Ihr Gemüt zu beruhigen, sich in gute Laune zu bringen und dabei natürlich Stress abzubauen?!? Singen statt saufen und trällern statt lallen. Im Killertipp 18 »Genießen Sie unvergessliche Abende« (Seite 62) haben Sie bereits begonnen. »Aber ich bin doch so unmusikalisch«, denken Sie jetzt? Von wegen. Musik steckt uns allen in den Knochen und man stößt überall in der Natur auf sie. Bringen Sie sich in Schwingung! Vielleicht haben Sie mal Lust auf Chorgesang oder wollen in einer Band mitspielen? Es reicht aber auch, einfach mal unter der Dusche oder beim Lieblingssong im Auto mitzuträllern. Füllen Sie Ihren Körper mit Klang statt Klarem und lassen Sie sich auf die Musik ein. Bereits eine Stunde singen, so betonen Musiktherapeuten, wirkt sich positiv auf den gesamten Körper aus: Sie bewegen Kiefer, Bauch und Lunge und beeinflussen Ihre Körperhaltung positiv. Sie trainieren Ihre Stimmsicherheit und kurbeln die Durchblutung an. Gleichzeitig reduzieren Sie das Stresshormon Cortisol und stärken Ihre Abwehrkräfte. Das gemeinsame Musizieren bringt Menschen zusammen und fördert die Kommunikation – gleiche Wirkung wie Alkohol, nur viel gesünder.

KILLER-TIPP

Vor allem unsere Stimme ist Teil der Persönlichkeit und Spiegelbild der Seele. Schon am Tonfall hören wir, wie es einer Person geht. Deswegen gleich mal eine kleine Gesangseinlage: Stellen Sie sich aufrecht hin und atmen Sie tief in die untere Bauchregion. Zur Kontrolle legen Sie Ihre Hand auf die Bauchdecke und folgen Sie dem Atemfluss. Lockern Sie Ihre Gesichtsmuskulatur. Trällern Sie leicht und locker die Solmisationssilben Do, Re, Mi, Fa, So, La, Ti einer beliebigen Tonleiter. Die Lippentechnik üben Sie am besten mit einem Zungenbrecher wie »Fischers Fritze« oder dem »klapprigen Kaplan«.

29 Verwenden Sie Gläser und Flaschen mal anders

Wohin bloß mit all den schönen Weingläsern, wenn Sie doch jetzt weniger Alkohol trinken? Bauen Sie sich doch Ihr eigenes Gläserspiel, indem Sie die vielen Gläser aufreihen, mit unterschiedlicher Menge an Wasser füllen und vorsichtig Ihren angefeuchteten Finger entlang der Glasränder führen. Dabei erzeugen Sie verschiedene Töne, je nachdem, wie viel Wasser im jeweiligen Glas vorhanden ist.

Aus leeren Bierflaschen kreieren Sie sich Ihre eigene Bierpanflöte. Bringen Sie die Flaschenluft zum Schwingen, aber kommen Sie selbst nicht aus der Puste. Es gibt wahre Künstler auf dem Gebiet, im Internet finden Sie interessante Videoclips dazu. Machen Sie es doch gleich zum Bestandteil Ihrer nächsten Party (siehe Killer-Tipp 18 »Unvergessliche Abende« (Seite 62)). Weinflaschen lassen sich außerdem zum Beispiel auch zu wunderschönen

Lampen umfunktionieren. Fräsen Sie mit einem Glas-schneider den Boden der Flasche ab. So ein einfaches Handwerkzeug erhalten Sie bereits für ca. 7 Euro oder fin-den es noch beim Großvater auf dem Dachboden. Seien Sie jedoch vorsichtig beim Ritzen der Glasoberfläche. An-fänger tun sich dabei noch schwer. Stellen Sie die zuge-schnittene Flasche dann über ein Teelicht – je nach Farbe der Flasche gibt es ein schönes warmes Ambiente. Und genauso gut lassen sich alle Arten von Flaschen natürlich auch als Blumenvasen verwenden.

30 Tanzen Sie sich in Trance

Gewöhnlich gehören Tanzengehen und Alkoholtrinken
für viele Menschen zusammen. Das ist schade, denn die
Tanzfläche lässt sich gerade bei Nüchternheit am besten
erobern und der Rhythmus bringt Sie nach einer gewissen Zeit in Trance – auch ohne die Unterstützung von Alkohol! Schwingen Sie Ihr Tanzbein einmal nüchtern über
die Fläche, auch wenn es anfangs ungewohnt erscheint
und etwas mehr Mut erfordert. Tasten Sie sich langsam an
den Beat heran und lassen Sie sich vom Rhythmus ergrei-
fen, mitreißen und berauschen. Sollten Sie zu der Gruppe
Menschen gehören, die sich ihren Tanzmut erst antrinken
muss, üben Sie vorher ruhig zu Hause mal alleine vor dem
Spiegel, ehe Sie sich in den nächsten Club wagen. Tanzen
will – wie alles andere auch – gelernt sein.

Werfen Sie zur Inspiration auch ruhig mal wieder einen Blick in die Kultfilme »Dirty Dancing«, »Flashdance«,
»Fame« oder »Footloose«. Moderne Varianten sind zum

Beispiel »Step Up«, »Honey« oder »Black Swan«. Aber auch Choreografien im Internet sollten Sie sich anschauen. Klappt es mit dem tänzerischen Selbstbewusstsein nicht immer sofort, tauchen Sie erst einmal in die tanzende Masse ein und lassen Sie sich einfach treiben. Fehltritte fallen hier kaum auf. Wichtig ist nur, dass Sie sich nicht verunsichern lassen, sondern Spaß dabei haben. Es gibt schließlich nicht *den* richtigen Move, höchstens das falsche Outfit. Garantiert aber werden Sie die Fläche nüchtern so schnell nicht wieder verlassen – ohne Alkohol im Blut halten Sie länger durch – und machen sich bald einen neuen Namen als Dancing Queen (oder King)! Wenn Sie dadurch ein neues Talent in sich entdecken, probieren Sie es doch mal mit einem richtigen Tanzkurs.

31 Nutzen Sie endlich den Sonntag

Stellen Sie sich vor, Ihr Montagmorgen beginnt in bester Laune, motiviert und gut erholt. Sie fahren fröhlich und pfeifend zur Arbeit und starten vergnüglich in die Woche. Das klingt utopisch? Aber nicht doch, denn Sie können Ihren Wochenstart beeinflussen, indem Sie Ihr Wochenende vollends ausschöpfen, statt verkatert auf dem Sofa rumzulungern. Gönnen Sie sich ein richtig langes Wochenende für Aktivitäten, Sport und zum Entspannen. Und das geht natürlich am besten, wenn Sie möglichst auf Alkohol verzichten.

Die meisten klagen ja über ein viel zu kurzes Wochenende. Kein Wunder, wenn sie im Grunde nur einen Tag wirklich nutzen und den Rest der Zeit ausnüchtern müssen. Der Samstagabend war zwar lustig, aber den Sonntag verbringen sie dann träge im Pyjama auf der Couch, lustlos vor dem Fernseher, und das vermutlich bei tierischem Kopfweh und böser Magenverstimmung. Den Tag können Sie also eigentlich komplett vergessen – ziemlich schade! Hätte man am Abend davor auf das Extrabier verzichtet, könnte man heute endlich früher aus dem Bett hüpfen, einer lang geplanten sportlichen Tätigkeit nachgehen, dem Liebsten ein Frühstück zaubern und einen ganztätigen Ausflug planen. Stattdessen ärgert man sich, dass es wieder so spät geworden ist, man beklagt sich über das Unwohlgefühl und schwört sich, »nie wieder etwas zu trinken«! Verzichten Sie doch mal auf das Extraglas oder auch völlig auf den Alkohol und kommen Sie endlich in den Genuss eines langen Wochenendes.

32 Schöpfen Sie innere Kräfte

Viele Menschen missbrauchen Alkohol als vermeintliche Inspirationsquelle. Sie versprechen sich durch den Konsum einen wahren Kreativitätsschub. Das mag ja gelegentlich gelingen. Schließlich wissen wir, dass Alkohol enthemmt, auflockert und stimuliert. Langfristig jedoch wird unsere Stimmungslage vom Alkohol abhängig und die Dosis muss nach und nach erhöht werden. Verlassen Sie sich besser nicht auf ihn, sondern suchen Sie Ihre kreative Ader stattdessen bei sich selbst. Ihre eigene Quelle ist bekanntlich unerschöpflich und in jedem verankert.

Wo aber genau suchen wir nach ihr, wo kommt sie her und wie lässt sie sich praktisch anzapfen? Kraftquellen ergründen Sie durch eine bewusste Aufmerksamkeitslenkung, innere Ruhe und mentales Training. Das hat nichts mit Esoterik oder Psychotricks zu tun. Sehen Sie es eher als eine Art Tankstelle für Ihren Geist, indem Sie sich genügend Zeit zur Entspannung und Reflexion nehmen, Ihre

Gedanken sortieren und tief in sich hineinhorchen. Mithilfe gewisser Techniken wie Yoga, Autogenes Training oder Meditation lassen sich diese inneren Kräfte, die Sie für den kreativen Prozess benötigen, ausfindig machen. Dazu brauchen Sie vor allem Ruhe und Geduld. Konditionieren Sie Ihre Gedanken auf das erstrebenswerte Ziel, geben Sie Ihrem Unterbewusstsein den Auftrag, dann kommt das Ergebnis schon bald von alleine und wie von selbst. Vertrauen Sie nur darauf. Und vor allem: Vertrauen Sie auf sich und auf Ihre Stärken.

33 Meditieren Sie gegen die Trinklust

Meditation ist ein altbewährtes Mittel gegen Stress und Alltagsprobleme. Sie besteht aus der formellen und informellen Praxis: Auf der einen Seite ziehen Sie sich dafür bewusst zurück und klinken sich aus dem Alltagsgeschehen aus, um einige Minuten zur Reflexion und Besinnung für sich zu nutzen. Dies können Sie regelmäßig machen, um eine gewisse Routine zu bekommen. Die zweite Form der Meditation ist völlig in den Alltag integriert: Bewusstes Kochen, achtsames Abwaschen und ständige Fokussierung auf den gegenwärtigen Moment (siehe auch Killer-Tipp 8 »Yolo – Nutzen Sie den Tag« (Seite 39)). Die meditative Praxis versetzt Sie in eine Art Beobachterrolle. Neuronale Hirnscans bestätigen die Wirkung: Regelmäßiges Meditieren hilft nachhaltig gegen Stress, Unruhe und bei persönlichen Problemen. Schaffen Sie damit auch eine gesunde Balance im Alltag und entspannen Sie sich. Üben Sie sich in meditativer Versenkung, indem Sie sich

KILLER-TIPP

MBSR wurde in den 1970er-Jahren vom amerikanischen Arzt John Kabat Zinn begründet und ist eine auf den Buddhismus basierende Achtsamkeitspraxis. Zinn entwickelte ein 8-wöchiges-Stressbewältigungsprogramm mit Fokus auf Meditation, Kommunikation, Grenzerforschung und Achtsamkeit und dem Ziel, sich selbst wieder bewusster wahrzunehmen, im Hier und Jetzt zu sein, die Ursachen für Stress bei sich zu ergründen und neue Perspektiven zu entdecken. MBSR eignet sich wunderbar als Methode gegen ein ständiges und vielleicht manchmal problematisches Trinkverlangen.

und das momentane Szenario mit Abstand betrachten, Ihr Gedankenkreisen analysieren und lernen, bewusst loszulassen. Wer oder was ist verantwortlich für den Stress, das Unwohlsein, die schwierigen Emotionen? Und während Sie allmählich die Lage entschärfen, ohne dabei zu bewerten, stellt sich fast automatisch Ruhe und Gelassenheit ein. Der Alkohol wird schließlich überflüssig, wenn

Sie sich entspannen wollen. Nutzen Sie Meditation gegen
die Trinklust! Kommt dann die nächste stressige oder kri-
tische Situation, in der Sie normalerweise den Alkohol zu
Hilfe holen, suchen Sie sich stattdessen schnell ein lau-
schiges Plätzchen und meditieren Sie das Problem einfach weg.

34 Hüten Sie sich vor neuen Suchtsümpfen

Oftmals sind bestimmte Süchte mit dem Konsum anderer Substanzen gekoppelt. So kann der Verzicht auf Alkohol auch das Zigarettenrauchen eindämmen, weil das eine mit dem anderen manchmal einhergeht. Allerdings kann eine Alkoholabstinenz im Gegenteil ein anderes, neues Verlangen wecken, manchmal sogar schleichend und unbewusst. So erwischt man sich plötzlich beim ständigen Futtern, wird zum Koffeinjunkie oder greift ständig zur Zigarettenschachtel. Werden Sie sich dieser Tatsache bewusst und steuern Sie rechtzeitig dagegen.

Viele alkoholfreie Getränke entpuppen sich zudem als wahre Zuckerfallen. Zwar sparen Sie sich einige Kalorien durch den Verzicht auf den Alkohol ein (Killer-Tipp 22 »Tun Sie Ihrem Körper Gutes« (Seite 72)), aber vermutlich kommen bei Ihnen jetzt viel mehr süße Produkte auf die Einkaufsliste. Kandiszucker zum Chai, Sirup in die Schorle oder süße Sahne zum Kakao. Damit Sie jetzt nicht von einer Sucht in die andere stolpern, empfiehlt es sich, genauestens hinzuschauen und zuckerhaltige Lebensmittel mit einer gesünderen Alternative zu ersetzen: Verwenden Sie Wildhonig, Xylit oder Stevia zum Süßen von Getränken und Speisen. Getrocknete Datteln ersetzen das Stück Kuchen und frische Früchte und Beeren reichen als süße Zutaten im Tee völlig aus (mehr hilfreiche Tipps rund um den Süßhunger finden Sie auch im Zuckersucht-Killer, der bei TRIAS erschienen ist).

KILLER-TIPP

Wenn Alkohol also zu irgendetwas tatsächlich zu gebrauchen ist, dann doch vor allem in Form von wohlriechendem Parfüm, pflegendem Aftershave, effektivem Reinigungsmittel, wirksamer Desinfektion, als Nagellackentferner, Brenn-, Treib und Farbstoff, zur Mundhygiene, Konservierung oder vielleicht noch als Hustensaft.

35 Nehmen Sie sich die Stars zum Vorbild

Mit Ihrem »Nein« zum Alkohol stehen Sie nicht alleine da. Auf Alkoholisches verzichten liegt im Trend: Jennifer Lopez, Katy Perry, Christina Ricci, Kim Kardashian, Natalie Portman und Michelle Hunziker greifen lieber zum Wasserglas statt zu Hochprozentigem. Es sei nicht nur »gut fürs Aussehen«, sondern sorgt ebenfalls für eine schlanke Linie. Und auch die Männerwelt trinkt lieber »Mocktails« (eine neue Wortkombination aus »Cocktail« und dem Begriff »to mock«, was so viel bedeutet wie »nachahmen, vortäuschen«). So lassen David Beckham, Jim Carrey, Karl Lagerfeld, Liam Neeson, Colin Farrell und Ben Affleck die Finger von Schnaps und Co. Paradoxerweise verzichten gerade die Stars und Sternchen auf Alkoholisches, die auf der Leinwand ordentlich bechern: Bradley Cooper (aus dem Film »Hangover«), Gerard Butler (kennen wir aus »300«), Eva Mendes (»Fast & Furious«) und Freddie Frinton (der betrunkene Kellner aus »Dinner for One«).

Sehen Sie, es ist gar nicht so ungewöhnlich, sein Sekt-glas gegen ein Glas sprudeliges Wasser einzutauschen. Sie gehören mit Ihrer Entscheidung bereits zu den Trend-settern.

36 Fragen Sie den Experten

Die Weltgesundheitsorganisation (WHO) empfiehlt, die Tagesdosis von 7 g Alkohol nicht zu überschreiten. Das sind 0,5 l Bier, 0,2 l Wein oder 0,03 l Schnaps, die dem männlichen Konsumenten »erlaubt« sind. Frauen sollten sogar nur die Hälfte davon trinken, weil sie aufgrund ihres Körperbaus und der geringeren Muskelmasse deutlich weniger vertragen. Zudem empfiehlt die WHO, ein paar alkoholfreie Tage in der Woche einzulegen, um dem Körper die Möglichkeit der Regeneration zu geben.

Besser aber noch, Sie werden Ihr eigener Schiedsrichter, indem Sie auf Ihre Körpersignale hören und rechtzeitig die Rote Karte zücken, wenn Sie meinen, das ist Ihrem Körper zu viel. Leider mangelt es oft an objektiver Einschätzung des eigenen Alkoholkonsums, was beispielsweise bei Trunkenheit am Steuer zu einem ernsthaften Problem werden kann. Hier gilt natürlich: absolutes Alkoholverbot! Nicht immer scheint das aber möglich, vor allem nicht, wenn das erste Glas die Sinne bereits etwas benebelt hat. Vor allem unsere Leber ist es, die sich mühsam mit dem Abbau von Alkohol im Körper abrackert. Sie ist Experte für Entgiftung: Dabei schafft sie etwa 0,1 Promille pro Stunde (eine Beschleunigung ist unmöglich!). In dieser Zeit sind alle anderen Stoffwechsel-Arbeiten erst einmal lahmgelegt. Gute Nährstoffe, beispielsweise aus einem leckeren Essen, stehen jetzt im Stau. Unsere Leber hasst Multitasking! Sie ist breit aufgestellt, gut organisiert und lässt sich ungern aus der Ruhe bringen. Schließlich trägt sie viel Verantwortung für unsere optimale Zucker-, Vitamin-, Fett- und Eiweißversorgung. Also lassen Sie »keine Laus über die Leber laufen«, sprich verärgern Sie Ihre Leber nicht mit ständig unnötiger Entgiftungsarbeit.

Sollten Sie also eine professionelle Hilfestellung benötigen oder noch offene Fragen haben, können Sie sich zum Beispiel an Beratungsstellen in Ihrer Stadt wenden. Es gibt mittlerweile über 7000 Anlaufstellen deutschlandweit. Erste Anlaufstellen sind

- die Bundeszentrale für gesundheitliche Aufklärung (BZgA) mit der informativen Internetplattform: www.kenn-dein-limit.info

- die Arbeiterwohlfahrt:
  www.awo.org/beratung-und-hilfe/
- die Selbsthilfe- und Helfergemeinschaft des
  Deutschen Caritasverbandes (katholisch):
  www.kreuzbund.de
- das Blaue Kreuz (evangelisch): www.blaues-kreuz.de
- die bundesweite Suchthilfestiftung:
  www.die-suchthilfestiftung.de
- die Selbsthilfeorganisation Anonyme Alkoholiker:
  www.anonyme-alkoholiker.de

Alkoholfreie Drinks

Egal ob alkoholfreies Bier, Wein und Cocktails mit null Promille – Getränke ohne Alkohol gibt es ohne Ende – gesund und lecker.

Keine Ausreden mehr! Sie haben so viele tolle Alternativen, die einfach gegen das Glas Alkohol ausgetauscht werden können. Natürlich ist aller Anfang schwer, vor allem, wenn man es mehrere Jahre nicht anders gewohnt ist. Trauen Sie sich trotzdem. Im Folgenden lernen Sie ein paar geniale Drinks kennen.

37 Trinken Sie H_2O statt C_2H_5O

Auf den ersten Blick scheinen sich Alkohol (C_2H_5O) und Wasser (H_2O) in ihrer molekularen Zusammensetzung kaum zu unterscheiden. Beide bestehen sowohl aus dem Element Wasserstoff (H) als auch aus Sauerstoff (O). Beide Substanzen sind klar und durchsichtig und haben definitiv eines gemeinsam: Sowohl Wasser als auch Alkohol sind allgegenwärtig und in unserer Gesellschaft kaum wegzudenken. Aber hier trennen sich auch schon ihre Wege: Auf Alkohol können wir gänzlich verzichten, aber Wasser ist lebensnotwendig! Das wird einem schnell bewusst, wenn plötzlich Durst aufkommt. Wir bestehen bis zu 75 % aus Wasser (unser Gehirn sogar zu 85 %) und benötigen über den Tag verteilt ungefähr 2,5 Liter Flüssigkeit. Wir schwitzen täglich bis zu einem Liter Wasser aus, bei erhöhten Temperaturen oder körperlicher Anstrengung sogar mehr. Entsprechend müssen wir immer wieder auftanken. Natürlich nicht in Form von Bier oder Radler, sondern mit Wasser oder Tee. H_2O ist unser Sprit, wir brauchen ihn zum Denken und Funktionieren.

Es verwundert also nicht, wenn Wasser als der »neue Wein« gefeiert wird. Und welcher Kraftstoff darf's bei Ihnen sein – klassisch, medium oder still? Quell- oder Tafelwasser? Fluoridhaltig oder natriumarm? Aus der Leitung, der Flasche oder direkt aus der Quelle?

38 Machen Sie aus Ihrer Hausbar eine Fruchtoase

Wenn Sie stolzer Besitzer einer schicken Hausbar sind, dann planen Sie die nächste Sause doch mal alkoholfrei. Verstauen Sie die letzten Tropfen im Keller und verwandeln Sie Ihre Theke in eine wahre Fruchtoase. Das Auge »trinkt« mit: Die Minibar füllen Sie beispielsweise mit Limo, Wasser und frischen Säften auf und dekorieren Sie die Theke wie eine Strandbar auf Hawaii. Beim Mixen sind keine Grenzen gesetzt: Den Traubensaft servieren Sie im Weinkelch und den frisch gepressten Limettensaft schlürfen Sie aus dem Martiniglas. Aber auch mehrfarbige Kreationen aus Ananassaft, Kokosmilch, Apfelmus und Soda sind fruchtig frisch und superlecker. Der Vorteil Ihrer neu ausgestatteten Hausbar: Sie können gleich morgens, sofort nach dem Aufstehen, mit dem Trinken loslegen, ohne dabei ein schlechtes Gewissen zu haben. Schieben Sie einfach noch Ihre Espresso-Maschine aus der Küche dazu, so macht das Aufstehen gleich doppelt Spaß.

KILLER-TIPP

Peppen Sie Ihre Hausbar auf: Trinkhalme, bunte Servietten, Eiscrusher, Cocktailschirmchen, Holzspieße (alternativ Zahnstocher) und ein Shaker. Dekorieren Sie die Bar mit Lichterketten, Kerzen und Blumen und werfen Sie angenehme Lounge-Musik ein. Frieren Sie Säfte und Früchte oder gar Gewürze in hübschen Eisförmchen ein. Echte Hingucker sind auch in Streifen geschnittene Zitrusfruchtschalen, die man einfach ins Glas hängt. Stecken Sie Fruchtstücke auf Strohhalme oder verzieren Sie das Glas mit Kokosraspeln, Blumenblüten und Kräutern.

39 Trinken Sie sich grün statt blau

Grün, grün, grün … sind alle meine Mixgetränke – und diese sind alles andere als alkoholisch! Haben Sie schon mal Salate und Kräuter in den Mixer gesteckt? Bekennen Sie Farbe und probieren Sie es aus: Rucola, Petersilie, Brokkoli, Spinat, Kiwi, Kürbis, Pfefferminze oder Salatblatt, dazu ein frischer grüner Apfel, Limette, Zuckererbsen, Birne oder etwas Ananassaft. Strecken Sie das Ganze mit ½ l Wasser und pürieren Sie die Zutaten so lange, bis Sie einen zähen Saft erhalten. Grünes Licht gibt's auch bei Weintrauben, Lauch, Aloe vera, Honigmelone oder Avocado. Auch wenn es anfangs vor allem durch die Bitterstoffe etwas gewöhnungsbedürftig schmeckt – grünes Obst und Gemüse enthalten besonders viele sogenannte Antioxidantien und viel Vitamin B. Das ist nicht nur eine tolle Alternative zum Alkohol, sondern wirklich was fürs Auge! Stärken Sie Ihr Immunsystem und bringen Sie Ihren Blutkreislauf so richtig in Schwung. Auch als Eisen- und Folsäurelieferanten sind die grünen Pflänzchen unterwegs. Na, ist bei Ihnen auch schon alles im grünen Bereich?

40 Probieren Sie's mal mit Milchshakes

Wenn Sie dem Alkohol nun öfters den Rücken kehren und stattdessen lieber etwas für Ihren Rücken tun, zum Beispiel mehr Sport treiben und Ihre Fitness verbessern, müssen Sie unbedingt auch des Sportlers Leibgetränk kennenlernen: Coole Milchshakes – selbstverständlich geschüttelt, nicht gerührt. James Bond, der bekannterweise während seiner Ermittlungen ganz schön viel bechert (bis zu 900 ml reinen Alkohol in einer Woche), wäre neidisch. Denn Milchshakes machen durch ihren hohen Eiweißgehalt richtig schön satt und sorgen für super Muskeln. Geben Sie 300 ml Milch (alternativ 250 g Naturjoghurt oder einen Becher Buttermilch) in ein Glas, dazu eine Banane und etwas Vanille (verwenden Sie dafür bestenfalls echte Vanille aus der Schote). Pürieren Sie alles miteinander und lassen Sie ruhig den Zucker weg oder ersetzen ihn durch Honig! Stimmungshebend wird's mit einem Schuss Zitronen- oder Orangensaft, karibisch mit Kokosmilch oder

Maracujasaft und belebend mit Kaffee, Guarana oder Kakao. Das schön schaumige Ergebnis erzielen Sie entweder mit einem dafür geeigneten Mixer oder gleich mit Ihrer neuen Muskelkraft im dicht verschlossenen Frischhaltebecher. Je nach Außentemperatur geben Sie noch gecrashtes Eis ins Glas und auf geht's, shake it!

KILLER-TIPP

So wie Sie problemlos den Alkohol weglassen können, gibt's auch gute Milch-Alternativen für Veganer: Nehmen Sie statt Milch und Joghurt einfach dieselbe Menge Soja- oder Reismilch. Einen geerdeten Geschmack erhalten Sie mit Mandel-, Roggen- oder Haselnussmilch. Achten Sie darauf, dass Sie am Tag etwa 1 g Eiweiß pro kg Körpergewicht zu sich nehmen. Geben Sie zur Abwechslung auch Haferflocken, gemahlene Walnüsse, Leinsamen oder gepufftes Quinoa in den Shake. So haben Sie nicht nur eine tolle Zwischenmahlzeit kreiert, sondern auch für eine abwechslungsreiche Energie- und Eiweißquelle gesorgt.

41 Greifen Sie zu alkoholfreien Shots

Der »Absacker« oder »Digestif« als Verdauungsschnaps
hat sich bei uns eingebürgert, genauso wie der Aperitif
vor dem Essen. Man greift zu Kräuterbitter, Pflaumen-
schnaps oder klaren Spirituosen, um das unangenehme
Völlegefühl nach einem üppigen 3-Gänge-Menü zu be-
seitigen. Wählen Sie lieber eine der alkoholfreien Alternativen. Am besten aber Sie kommen nach einer großen
Mahlzeit wieder in Bewegung und machen einen ausgie-
bigen Verdauungsspaziergang. Kommt nach einem üppigen Mahl doch mal ein Durchhänger oder Sie planen eine
Party, bei der Aperitif und Shots nicht fehlen dürfen, hier
ein paar superleckere Alternativen: »Kurze« (in der Regel
ein 2-cl- oder 4-cl-Gläschen) aus Sanddorn-, Limetten-
oder Zitronensaft. Probieren Sie es auch mit schwarzem
Maulbeer-, Johannisbeer- oder ungesüßtem Cranberry-
Muttersaft. Direktsäfte sind aufgrund ihres säuerlich-her-
ben Geschmacks echte Wachmacher und Anheizer.

KILLER-TIPP

Wir kennen die Cranberry vor allem aus amerikanischen Filmen, in denen Thanksgiving mit reichlich Cranberry-Soße gefeiert wird. Die pinke Beere, deren Staubfäden der Blüte an den Schnabel eines Kranichs erinnern (Kranich = crane), erobert aber auch unsere Backstuben. Sie schmeckt getrocknet etwas herb und ist somit eine tolle Alternative zur üblichen Rosine. Außerdem, so sagt man ihr nach, hilft sie bei Durchfall und wirkt präventiv gegen Blasen- und Harnprobleme. Stoßen Sie das nächste Mal mit einem alkoholfreien Pink Dream (aus Sprudelwasser, Cranberry und anderen roten Früchtchen) an – sehr gesund und traumhaft lecker.

Und gegen Ihr Magenproblem hilft vermutlich ein frisch gekochter Ingwer-Tee. Schälen und schneiden Sie Ingwer in kleine Stückchen und gießen Sie anschließend heißes Wasser drüber. Je länger Sie den Tee ziehen lassen, desto besser wirkt die tolle Knolle.

42 Nehmen Sie Kräutertee statt Kräuterschnaps

Dass Schnaps nicht wirklich der Verdauung förderlich ist, wissen Sie ja jetzt. Der Alkohol darin wirkt sich mehr schlecht als recht auf den Körper aus. Als Aperitif vor der Mahlzeit macht er hungrig, da der darin enthaltene Zucker (Glukose) den Blutzuckerspiegel in die Höhe schießen lässt und den Appetit somit anregt. Alkohol lähmt zudem die Verdauungsmuskulatur und verzögert die natürliche Entleerung des Magens – also keine gute Wahl nach dem Essen. Wenn hier also etwas hilft, dann sind es wohl eher die im Schnaps enthaltenen Kräuter. Warum also nicht gleich zur Kräuterküche übergehen. Die Traditionelle Chinesische Medizin (TCM) schwört schließlich auch seit Tausenden von Jahren auf die heilende Kraft der Kräuter: Tees aus Kümmel, Fenchel oder Bohnenkraut sorgen für das unbeschwerte Fließen Ihres »Qi« (Lebenskraft) im ganzen Körper. Kurbeln Sie Ihre Energiesäfte mit einer eigens zusammengestellten Kräutermischung an, zum Beispiel aus 40 g Kümmelsamen, 20 g Koriandersamen, 20 g Fenchelsamen und 2 Stücke Anissterne. Oder Sie wählen einfach die Schnellvariante in Form von abgepackten Teebeuteln aus dem Supermarkt.

In der indischen Ayurvedalehre spielt Tee ebenfalls eine große Rolle: Pitta-Tee sorgt für Ausgleich (= Minze, Jasmin, Rosenblüten), Vata für Entspannung (= Orangenblüten, Süßholz, Zimt) und Kapha belebt (= Ingwer, Gewürznelken, Safran).

Und hier noch ein paar weitere Tipps aus dem gesunden Kräutergarten:

- Baldrian und Beruhigung werden beinahe in einem Atemzug genannt. Wenn Sie mal wieder einen stressigen Tag hatten, ist Baldrian die beste Wahl. Er hilft auch bei Schlafstörungen, Nervosität und Reizbarkeit.

- Melisse riecht nicht nur frisch, sie beruhigt die Nerven und nimmt einem die Lust auf Alkoholisches. Durch das Reiben der Blätter entsteht das angenehme Frischearoma. Jetzt ein leckerer Melissen-Johannisbeer-Saft – und der Tag ist geschafft.

- Erfrischung und eine gewisse Coolness verschafft Ihnen die Minze. Dabei verfeinert sie nicht nur jedes Getränk im Glas, sie verfügt auch über heilende Wirkungskraft im Magen- oder Darmbereich und bewahrt Ihnen einen kühlen Kopf.

- Schon die alten Ägypter schworen auf die Blume der Sonne – die Kamille. Sie ist auch hierzulande die allerliebste Heilpflanze und ein echter Allrounder: Als Powerblümchen wirkt sie zum Beispiel bei Entzündungen im Mund- oder Rachenraum, bei Krämpfen, Zahnschmerzen oder Darmproblemen.

- Salbei wiederum ist sehr geschmacksintensiv, aber mit einem Schuss Honig im Tee sind bald Heiserkeit, Schmerzen im Rachenraum oder gar Probleme mit den Schweißdrüsen schnell verflogen.

- Und Fenchel ist vor allem ein echter Kater-Killer. Er hilft nicht nur bei Verdauungs- und Schlafproblemen, sondern gegen Kopfweh, Heiserkeit und Schlappheit am Morgen danach.

43 Greifen Sie nach der Erfrischung vom Himmel

Dem Hawaiianer ist wohl öfters »etwas vom Himmel ge-
fallen«. Und zwar die Kokosnuss! Denn wie sonst kommt
sie zu der außergewöhnlichen Bezeichnung »Noelani«,
was so viel heißt wie »Frische vom Himmel«. In Brasilien
gilt sie als Nationalgetränk, aber auch bei uns landet der
Kokosdrink allmählich in den Supermarkt-Regalen. Kokoswasser ist das Fruchtwasser einer jungen (noch grünen)
Kokosnuss und das Szene-Getränk schlechthin (nicht zu
verwechseln mit der fettreichen und dickflüssigen Kokosmilch, die aus dem Fruchtfleisch einer reifen, also braunen
Kokosnuss gewonnen wird). Der Kokosdrink hat nur 16
Kalorien (pro 100 g), wenig fruchteigenen Zucker, dafür
aber jede Menge Mineralstoffe. Kokoswasser fasziniert
nicht nur Sportler, es eignet sich auch als geniales Par-
tygetränk, mit dem Sie sich blicken lassen können. Denn
mittlerweile bekommen Sie den Kokosdrink (für etwa 2

Euro) im praktischen Trinkpäckchen und in jedem größe-
ren Supermarkt, Bioladen, Reformhaus und in der Dro-
gerie. Noch besser schmeckt die Himmelserfrischung vor
allem eisgekühlt und mit Strohhalm aus dem Martini-Glas.

44 Machen Sie sich einen »kleinen Nassen«

Jeder hat schon mal den wohl bekanntesten und ältes-
ten Longdrink aus Kuba probiert. »Mojito« heißt übersetzt
»der kleine Nasse«, was abgeleitet von »mojar« kommt,
was in etwa »nass werden« bedeutet. Erstmals erwähnt
wurde der Drink vermutlich schon im 16. Jahrhundert, ihm
wurden magische Wirkungen nachgesagt. Hemingway jedenfalls war von seiner Wirkungskraft angetan, die vermutlich aus der frischen Limette und den getrockneten
Minzblättern ausströmt. Zaubern Sie sich doch gleich Ihren eigenen (am besten alkoholfreien) kleinen Nassen, indem Sie Sodawasser mit 2,5 cl Limettensaft mischen und
etwa 6–8 Minzblätter, 2 TL Rohrzucker (alternativ besser
Xylit oder Wildhonig) und ein paar Eiswürfel dazugeben.
Frische Minze erhalten Sie auf lokalen Märkten, im türki-
schen oder marokkanischen Lebensmittelladen oder in
Teehäusern. Es gibt übrigens über 600 Minzsorten, viele
davon lassen sich sogar im eigenen Garten oder im Topf

auf dem Balkon züchten. Wenn Sie die Minze direkt vor der Tür haben, wird der kleine Nasse – vor allem im Sommer – bestimmt Ihre Lieblingsabkühlung.

45 Wie wär's mit Cocktails für einen klaren Kopf?

Spätestens seit 2010 hat uns der spritzige Cocktail aus Südtirol namens »Hugo« auch in Deutschland erreicht. Es ist vor allem seine pinke Farbe, die vom Holundersaft (alternativ auch Zitronenmelisse) herrührt, die uns so begeistert. Aber woher kommt dieser Name? Reiner Zufall, beteuert jedenfalls der Erfinder. Ursprünglich aber ist Hugo ein altgermanischer maskuliner Vorname, der für »Verstand« und »denkender Geist« steht. Später hat sich Hugo dann zu Hubert, Hauke und Hugh weiterentwickelt. Zum Denken anregen können die Zutaten Holunder und Zitronenmelisse tatsächlich: Holunder ist hierzulande als strauchblättriger Fliederbeerbusch bekannt und blüht vor allem zu Sommerbeginn. Aufgrund seines hohen Vitamin-C-Gehalts werden die Blüten und Beeren gerne zu Saft, Sirup, Tee oder Marmelade verarbeitet. Seine Blüten helfen gegen so manche Beschwerden wie Fieber,

Schlafstörungen, Schmerzen, bei Hautproblemen oder
Müdigkeit. Zitronenmelisse wiederum beruhigt die Ner-
ven, hilft bei Magen-Darm-Problemen und fördert die
Konzentration. Schon im Mittelalter wurde ihre beson-
dere Heilkraft erkannt und war quasi ein Muss für jeden
Klostergarten.

KILLER-TIPP

Viele Sportler greifen gerne zu frisch gekühltem alkoholfreiem Bier. Es ist nicht nur eine gute Alternative
zur alkoholischen Variante, durch das Kohlenhydrat-
gemisch werden auch Wasser- und Mineralstoffspei-
cher wieder aufgefüllt. Zudem enthält es Magnesium,
Kalium und Vitamin B. Doch Vorsicht: Alkoholfreies
Bier hat neben Maltodextrin (Zucker) nicht selten
einen Restalkohol von 0,5 %. Das liegt daran, dass
auch diese Sorte wie Bier gebraut werden muss.
Durch den Gärungsprozess kommt es auch hier zur
Alkoholbildung. Schauen Sie immer auf das Etikett,
wenn Sie wirklich ein Alkoholfreies trinken wollen.

Brauchen Sie also mal wieder Inspiration oder einen klaren Kopf, wie wäre es dann mit einer selbstgemachten Erdbeer-Holunder-Bowle oder einem Zitronenmelisse-Pfefferminztee?

46 Kühlen Sie sich ab

Keep cool und löschen Sie den Durst mit einem Mix aus Säften, mundgerechten Fruchtstückchen und abgekühlten Tees. Verwenden Sie beispielsweise 100%ige Fruchtsäfte und mischen Sie diese mit Gewürztee (Chai), Ingwer-, Früchte- oder Grünem Tee.

Auch der koffeinhaltige südamerikanische Matetee erfreut sich immer größerer Beliebtheit. Der mineralstoffhaltige Schlankmacher lässt sich sowohl heiß und kalt genießen als auch mit Milch oder Zitrone verfeinern. Zum Chai wiederum passen Gewürze wie Zimt, Vanille oder Chili gut dazu. Lassen Sie den Tee nach Aufguss einige Minuten ziehen und abkühlen. Sie können dann auch gerne etwas Saft hineingeben. Kochen Sie sich am besten gleich eine ganze Kanne vor, damit sich der Aufwand auch lohnt, und greifen Sie bei den Fruchtsäften nicht unbedingt zum zuckerhaltigen Nektar. Besonders ergiebig sind vor allem Muttersäfte. Dabei handelt es sich um den direkt nach der

ersten Pressung gewonnenen Saft. Direktsäfte sind na-
turbelassen filtriert, ohne Zugabe von Zusatzstoffen, Zucker, Aromen oder künstlichen Vitaminen. Sie lassen sich
aufgrund ihrer Fruchtdichte hervorragend strecken und
schmecken natürlich und authentisch. Wenn es schnell
gehen soll, greifen Sie zu Mineralwasser, etwas Saft, einem Stück Obst und etwas Minze (gerne auch im Tee-
beutel) und schon haben Sie den ultimativen Cool Downer
für heiße Sommertage.

KILLER-TIPP

Das neue alkoholische Trend-Getränk heißt heute Li-
llet (Vive). So neu ist der französische Aperol aber gar
nicht: Bereits in den späten 50er-Jahren, James Bond
hat es wieder einmal vorgemacht, wurde der Klassi-
ker aus 85 % Wein und 15 % Fruchtlikör geschlürft.
Nun wurde er einfach wieder rausgekramt und mit
Tonic-Wasser, Erdbeere, Minze und, ja, sogar dün-
nen Gurkenscheibchen verfeinert. Der Trend heute
geht vor allem hin zur Langsamkeit: Slow Food und
natürlich Slow Drink: Probieren Sie Ihr Slow-Getränk

zum Beispiel mit Gingerale, Cassis, Orangenscheib-
chen, Wildbeeren und Eiswürfeln. Schön anzusehen
ist natürlich das Ganze im Weinglas mit Strohhalm,
Eiswürfeln und Rosenblättern. Kosten, genießen und
zelebrieren Sie das Leben. Viva la vie – der Sommer
kann langsam kommen!

47 Wärmen Sie sich auf

Die Advents- und Weihnachtszeit verbinden die meisten vor allem mit Glühwein, Punsch, Grog und Feuerzan-
genbowle. Alkoholisch müssen diese Warm Upper nicht
unbedingt sein. Denn durch das Aufkochen wärmen die
Getränke sowieso. Alkohol als »Wärmequelle« ist also un-
nötig.

Kreieren Sie dieses Jahr doch Ihren eigenen natürlich alkoholfreien Glühwein mit ganz simplen Zutaten: Erhitzen
Sie Trauben- oder schwarzen Johannisbeersaft mit ½ Liter Wasser und ein paar Scheiben Zitrusfrüchten (Grape-
fruit, Orange, Limette, Pampelmuse, Zitrone oder Manda-
rine) kurz im Kochtopf. Das Ganze würzen Sie mit ein paar
Pfefferkörnern, Chiliflocken, Sternanis, Zimt, Kardamom
und Gewürznelken. Lassen Sie die Mischung etwa 10 Minuten ziehen, und fertig ist Ihr X-mas-Drink. Und wenn
der Nikolaus schon »von drauß' vom Walde« kommt,
dann bitten Sie ihn doch bei der Gelegenheit, Ihnen ein

paar frische Wildbeeren für Ihr Heißgetränk mitzubringen (alternativ können Sie natürlich auch auf die aus der Gefriertruhe im Supermarkt zurückgreifen). Das macht die Winterzeit gleich etwas gemütlicher.

Und solch fruchtig-würzige Kreationen haben mehrere Vorteile: Sie wärmen wohltuend von innen, stärken das Immunsystem (mit reichlich Vitamin C), kurbeln die Fettverbrennung an und spenden Energie. Perfekt gegen den Winterblues, wenn die Sonne sich sowieso kaum blicken lässt, wir ohnehin zu wenig trinken und uns vermutlich unliebsamen Winterspeck anfuttern.

Probieren Sie auch andere Schmelzgaranten: Heiße Schokolade (zubereitet aus 100%igem Kakao, gemischt mit heißem Wasser, etwas fettarmer Milch und verfeinert mit Zimt), würzige Tees oder belebende Kaffees. Vanille, Ingwer, Muskat, Honig, Chili, Beeren oder ein Häubchen zuckerfreie und fettarme Sahne passen besonders gut dazu.

Die besten Kater-Killer

Manchmal kommt man auch gegen die guten Vorsätze nicht an. Hier kommen ein paar Tricks, wenn's doch mal wieder zu viel geworden ist.

Wie Sie bereits wissen, braucht die Leber ein paar Stündchen, um den Alkohol abzubauen. In dieser Zwischenzeit schleicht sich der ein oder andere Kater heran, wenn mal wieder über den Durst getrunken wurde. Scheu ist der ganz und gar nicht. Zähmen Sie den Wildling.

48 Kill den Kater

Na, ist es gestern mal wieder etwas später geworden
und haben Sie wieder etwas zu tief ins Glas geschaut?
Darauf verweisen zumindest ein paar augenscheinli-
che Symptome. So schön die Party gestern auch war,
der Morgen danach ist alles andere als berauschend.
Was für ein Katzenjammer! Der Kopf brummt, der Magen zieht sich zusammen und diese Augenringe erst!
Der Ausdruck »Kater« ist wahrscheinlich auf den Begriff
»Katarrh« (Schleimhautentzündung, Bronchitis) zurück-
zuführen und wurde von Studenten im 19. Jahrhundert
eher als Parodie gebraucht. Im medizinischen Jargon
spricht man von »Veisalgia« mit den typischen Anzeichen
von Unwohlsein, Kopfschmerzen, Appetitlosigkeit und
beeinträchtigter Leistungsfähigkeit. Dem Körper werden
durch den Alkohol Spurenelemente, Salze und Mineralstoffe »ausgespült«. Dieser Verlust führt zu Kopf- und
Gliederschmerzen.

Als Erstes müssen Sie also zusehen, dass Sie Ihren Mineralstoffhaushalt ausgleichen und wieder auf die Beine kommen. Frühstücken Sie gut und ausgewogen, trinken Sie viel (wahre Wunder bewirkt zum Beispiel eine Gemüsebrühe, die Sie mit Flüssigkeit und Salzen versorgt), und schlafen Sie sich richtig aus. Dann kommen Sie schnell wieder zu Kräften und haben den Kater schon bald wieder verscheucht.

KILLER-TIPP

Um den Kater so schnell wie möglich wieder loszuwerden, kursieren die absurdesten Vorschläge.

- Platz 3: In die Sauna gehen, um den Restalkohol einfach auszuschwitzen.
- Platz 2: Einfach mal eine Runde fasten und die vielen Kalorien von gestern Abend wieder loswerden.
- Platz 1: Wirken Sie mit einem Konterbier entgegen, ganz nach dem Homöopathie-Prinzip »Ähnliches mit Ähnlichem bekämpfen«.

Lassen Sie bloß die Finger davon. Sie kennen Ihren Körper am besten und wissen genau, was er jetzt gerade be-
nötigt – hungern, schwitzen und nachglühen ganz sicher
nicht.

49 Vertreiben Sie die Katerstimmung

Bringen Sie Ihren Kreislauf wieder in Schwung. Ein star-
ker Kaffee ist da nur der Anfang. Der Körper ist bemüht,
den Alkohol rasch wieder abzubauen. Die Leber hat jetzt
eine Menge zu tun. Das werden Sie mehr oder weniger leidvoll am ganzen Körper spüren. Unterstützen Sie
den Prozess von außen. Viel Wasser trinken, ein gutes
Frühstück mit reichlich Vitamin C (bestenfalls aus Zit-
ronen- oder Orangensaft). Und danach geht's auf zur
Kneipp-Tour (Sie haben ganz richtig gehört): Spülen Sie
mit eiskaltem Wasser und Wechselduschen alle Schlappheit weg. Beginnen Sie bei den Füßen und arbeiten Sie
sich mit dem kalten Wasserstrahl langsam hoch. Spüren
Sie schon den Frische-Kick? Wenn Sie sich dann etwas
fitter fühlen, gehen Sie raus an die frische Luft, ziehen
Sie sich Ihre Laufschuhe an und drehen Sie eine lockere
Runde. Bereits 20 Minuten sanftes Joggen oder schnel-
les Gehen kurbelt Ihren Kreislauf an. So laufen Sie dem

Kater davon! Wenn Sie schon einen Kater haben, dann am Ende doch lieber Muskelkater.

50 Ziehen Sie sich Ihre Stiefel an

Wenn man einen »guten Stiefel verträgt«, so heißt es, sei man besonders trinkfest. Nichts, worauf man stolz sein kann! Das ist lediglich ein Hinweis darauf, dass Sie bereits mehr trinken müssen, um dieselbe Wirkung zu spüren, die ein »Anfänger« nach einem Bier schon merkt. Schade also auch um das viele Geld, dass Sie nun mehr ausgeben müssen.

Wenn wir schon beim Stiefel sind und die Rede sowieso vom Kater ist, dann sollten wir uns besser den gestiefelten Kater zum Vorbild nehmen. Sie erinnern sich an die Geschichte? Nachdem der Müller verstarb und sein Hab und Gut auf seine drei Söhne verteilt wurde, bekam der Jüngste »nur« den Kater. Doch was soll man mit einem Kater anstellen? »Nicht so ungeduldig, wir machen das Beste draus«, versprach das kleine, aber pfiffige Kerlchen. Er bat um ein paar Stiefel und mischte sich anschließend unters Volk. Mit seiner lustigen Art, Kreativität und positi-

ven Lebenseinstellung lenkte der selbstbewusste Kater
schließlich auch die Aufmerksamkeit des Königs auf sich
Am Ende verschaffte der Kater dem Jungen viel Reichtum und Ansehen, und das alles nur, weil er Mut und Geduld bewies, aber vor allem das Beste aus der Situation
machte.

Und was lernen wir daraus? Zweierlei: Auch Sie haben
einen neuen Weg eingeschlagen. Vielleicht wollen Sie Ihren Alkoholkonsum nur etwas reduzieren oder aber völlig
aufgeben. Schnüren also auch Sie sich Ihre neuen Stiefel
an, die im übertragenen Sinne für Mut, Offenheit und eine
gute Portion Selbstvertrauen stehen. Sie brauchen keine
liquiden Hilfsmittel, um Ihren Weg zu beschreiten. Diese
werden Sie höchstens nur ins Rutschen bringen. Gehen
Sie es optimistisch und gelassen an. Schließlich hat nur der
Kater neun Leben. Sie aber haben nur eins! Machen Sie
das Beste aus Ihrer Zeit, dann wird auch ein Stiefel draus
(was so was heißt wie das wird schon klappen)!

Alkoholtest

Machen Sie den Selbstcheck:
Alles Pustekuchen oder bereits grenzwertig?

Frage	Ja	Nein
Alkoholisches kommt bei mir in der Woche öfters auf den Tisch.	☐	☐
Es werden oftmals mehr als zwei Gläser.	☐	☐
Hochprozentiges findet auch häufig den Weg ins Glas.	☐	☐
Ich kann so einiges ab.	☐	☐
Dass ich viel vertrage, ist auch schon meinem Umfeld aufgefallen.	☐	☐
Manchmal gibt's Momente, da schieße ich mich einfach ab.	☐	☐
Ein Wochenende ohne Alkohol – kann ich mir nicht vorstellen.	☐	☐
Ich habe wegen meines Konsums manchmal ein schlechtes Gewissen.	☐	☐
Ich wollte schon mal mit dem Alkoholtrinken aufhören.	☐	☐
In der Familie wurde auch schon immer gut gebechert.	☐	☐

Frage	Ja	Nein
Trunkenheit am Steuer kam bei mir leider auch schon vor.	☐	☐
Gelegentlich habe ich nach einer durchzechten Nacht einen Filmriss.	☐	☐
Wenn ich trinke, gibt's auch Streit.	☐	☐
Es fliegen auch schon mal Gegenstände durch die Luft.	☐	☐
Wenn ich getrunken habe, fahren meine Emotionen Achterbahn.	☐	☐
Den ersten Schluck gab's schon recht früh.	☐	☐
Mein Pensum hat sich über die Jahre immer mehr gesteigert.	☐	☐
Ein kleines Bierbäuchlein ist auch schon bemerkbar.	☐	☐
Alkohol ist einfach oft mein liebster Sorgenbrecher.	☐	☐
Ich brauche Alkohol zur Stimulierung.	☐	☐
Manchmal trinke ich auch allein (heimlich).	☐	☐
Ich habe mich schon mal im Rausch verletzt.	☐	☐
Na, wo haben Sie das Kreuz gesetzt? Überwiegt das Ja, dann ist es höchste Eisenbahn für eine alkoholfreie Zeit!	☐	☐

Unsere Leseempfehlung

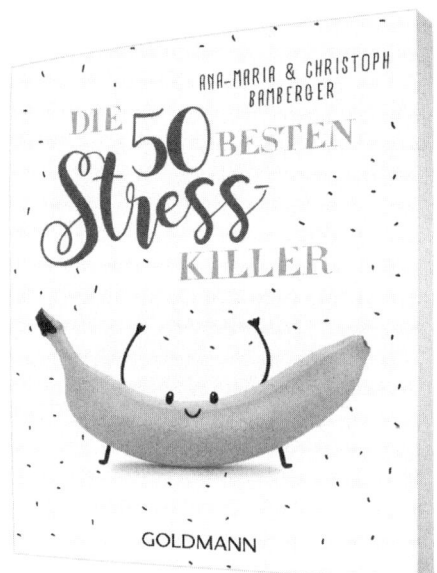

160 Seiten

Abgehetzt, müde und erschöpft? Schon morgens völlig kraft-
los? Wenn Sie das kennen, sollten Sie schnell etwas Gutes für
sich tun, bevor Stress und Burnout Sie aus der Bahn werfen!
Keine Sorge, Sie müssen Ihr Leben nicht gleich komplett um-
krempeln. Der Selbsttest hilft Ihnen dabei herauszufinden,
wie gestresst Sie tatsächlich sind - und dann wählen Sie indi-
viduell die für Sie passenden Stresskiller aus.

www.goldmann-verlag.de
www.facebook.com/goldmannverlag

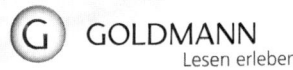

GOLDMANN
Lesen erleben

Unsere Leseempfehlung

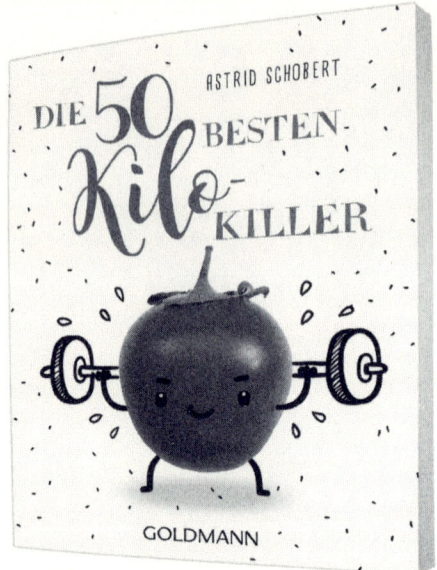

144 Seiten

Ananas, Kohlsuppe, Apfelessig - was haben wir nicht schon alles ausprobiert und durchlitten! Dabei wissen wir doch eigentlich genau: Die beste Diät ist - keine! Viel effektiver als Verzichten und Kalorienzählen sind bewusste Ernährung, etwas mehr Bewegung und möglichst wenig Stress. Dass dafür nicht gleich das ganze Leben umgekrempelt werden muss, zeigt dieser kleine Helfer. Hier gibt´s 50 einfache Tipps, die ohne Mühe in den Alltag passen. Picken Sie sich raus, was Ihnen gefällt und sich gut mit Ihrem Leben verträgt, und legen Sie los.

www.goldmann-verlag.de
www.facebook.com/goldmannverlag

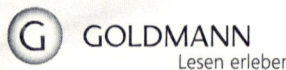

GOLDMANN
Lesen erleben